言

在中国医学发展的历史长河中，张仲景是一位具有里程碑意义的医学大家。张仲景创立了中医辨证论治的理论体系，并撰写了传世巨著《伤寒杂病论》。

本书系统地梳理了张仲景的医学思想和生平著作，以张仲景的医学理论为主原则，选取其中精华和实用药方，并探索中国传统中医药在现代医学中的实践意义。随着中华文化的影响力不断扩大，中医药也日益受到世界关注，时代需要我们重新审视张仲景的医学遗产，传承中医精华，努力弘扬中华文化。本书总共分为十二章，包括张仲景简介、痉湿暍病方、百合狐蜮阴阳毒方、疟病方、中风历节方、血痹虚劳方、肺痿肺痈咳嗽上气方、奔豚气病方、胸痹心痛短气方、腹满寒疝宿食方、五脏风寒积聚方和痰饮咳嗽方，收录了数十个药方，其中药方疗效或有相似之处，却因不同的药物搭配各有侧重。希望能借本书传播中医学基本知识，丰富养生之道。

目录

Contents

第一章　张仲景简介

第二章　痉湿暍病方

葛根汤……2
大承气汤……3
麻黄加术汤……4
麻黄杏仁薏苡甘草汤……5
桂枝、白术附子汤……6
甘草附子汤……7

第三章　百合狐蟚阴阳毒方

百合知母汤……9
百合滑石代赭石汤……10
百合鸡子黄汤……11
百合地黄汤……12
甘草泻心汤……12
苦参汤……13
雄黄熏……14
赤豆当归散……15

第四章　疟病方

白虎加桂枝汤……16
蜀漆散……17
牡蛎汤……18
柴胡桂姜汤……18

第五章　中风历节方

侯氏黑散……20
风引汤……21
桂枝芍药知母汤……22

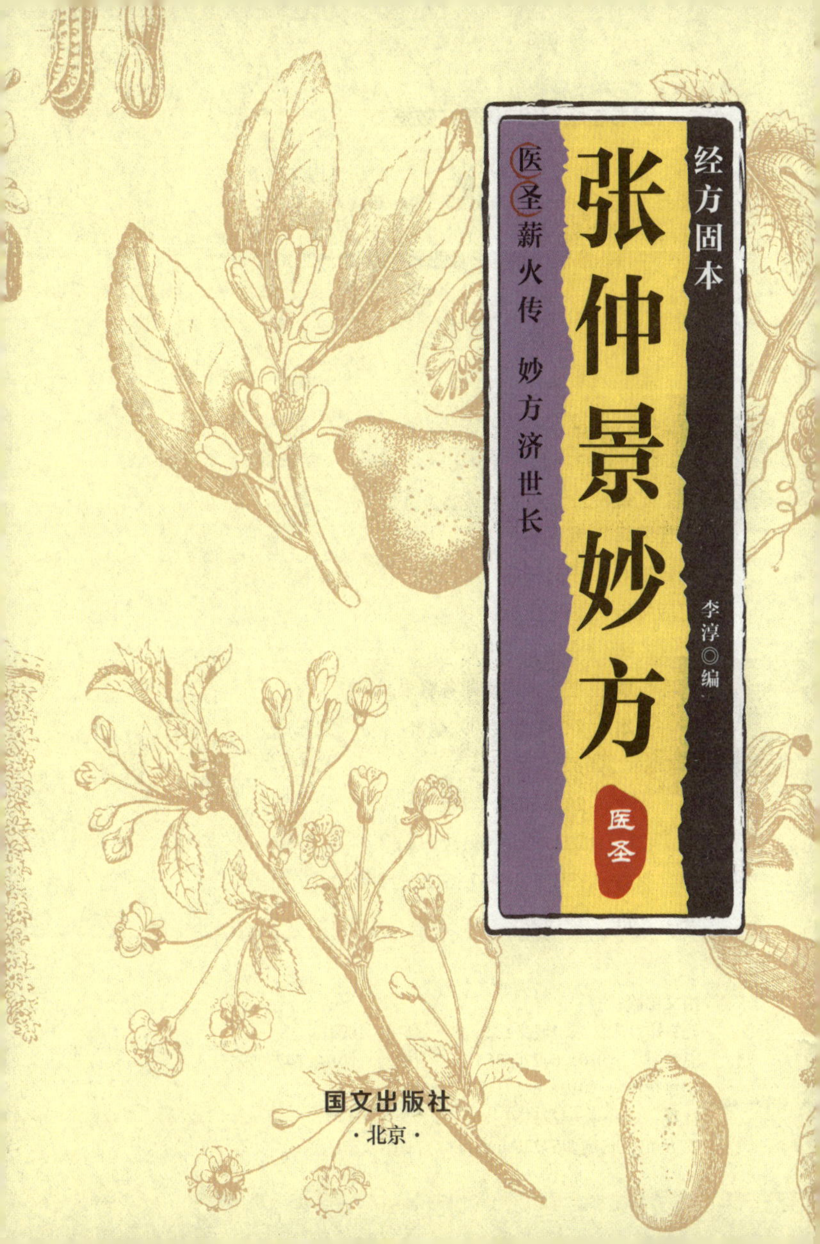

经方固本

张仲景妙方

李淳◎编

医圣

医圣薪火传 妙方济世长

国文出版社
·北京·

图书在版编目（CIP）数据

张仲景妙方 / 李淳编. -- 北京 : 国文出版社，2025. -- ISBN 978-7-5125-1980-0
Ⅰ. R289.334.2
中国国家版本馆 CIP 数据核字第 20252EA067 号

张仲景妙方

编　　者	李　淳
责任编辑	侯娟雅
责任校对	李立强
出版发行	国文出版社
经　　销	全国新华书店
印　　刷	三河市兴达印务有限公司
开　　本	787毫米×1092毫米　　32开
	2.5印张　　49千字
版　　次	2025年6月第1版
	2025年6月第1次印刷
书　　号	ISBN 978-7-5125-1980-0
定　　价	29.80元

国文出版社
北京市朝阳区东土城路乙 9 号　　邮编：100013
总编室：（010）64270995　　传真：（010）64270995
销售热线：（010）64271187
传真：（010）64271187-800
E-mail：icpc@95777.sina.net

乌头汤 23
矾石汤 24
《千金》三黄汤 25
《千金方》越婢加术汤 26

第六章　血痹虚劳方

黄芪桂枝五物汤 27
桂枝加龙骨牡蛎汤 28
天雄散 29
小建中汤 29
黄芪建中汤 30
酸枣仁汤 32
《千金翼方》炙甘草汤 32

第七章　肺痿肺痈咳嗽上气方

射干麻黄汤 35
皂荚丸 36
厚朴麻黄汤 37
麦门冬汤 38
越婢加半夏汤 39
《千金》甘草汤 40
《千金》生姜甘草汤 41
《千金》桂枝去芍药加皂角汤 41
《外台》桔梗白散 42

第八章　奔豚气病方

奔豚汤 44
桂枝加桂汤 45
茯苓桂枝甘草大枣汤 46

第九章　胸痹心痛短气方

瓜蒌薤白白酒汤 47
瓜蒌薤白半夏汤 48
枳实栝楼薤白桂枝汤 49
人参汤 49
茯苓杏仁甘草汤 50
橘皮枳实生姜汤 50

薏苡附子散……51
桂枝生姜枳实汤……52
乌头赤石脂丸……53
九痛丸……54

第十章　腹满寒疝宿食方

附子粳米汤……55
厚朴三物汤……56
大柴胡汤……56
大建中汤……57
大黄附子汤……58
赤丸……59
乌头煎……60
当归生姜羊肉汤……60
乌头桂枝汤……61
瓜蒂散……62

第十一章　五脏风寒积聚方

旋覆花汤方……64
麻子仁丸……65
甘草干姜茯苓白术汤……66

第十二章　痰饮咳嗽方

苓桂术甘汤……67
十枣汤……68
大青龙汤……69
小青龙汤……70
木防己汤……71
厚朴大黄汤……72
小半夏汤……72
桂苓五味甘草汤……73
桂苓五味甘草去桂加姜辛夏汤……74

第一章

张仲景简介

张仲景，名机，字仲景，东汉末年著名医学家。他确立了辨证论治的临床治疗原则，被后人尊称为“医圣”。张仲景广泛搜集医方，写出了传世巨著《伤寒杂病论》。张仲景生活的年代社会动荡，瘟疫横行，甚至出现了尸横遍野、十室九空的惨烈景象，于是年幼的张仲景萌发了学医救世的想法，10岁时就拜师学医。经过几十年的努力，他终于完成了不朽的医学著作《伤寒杂病论》。

《伤寒杂病论》系统地总结了汉代以前的医学成就，构建了“六经辨证”的理论框架，为中医临床诊疗奠定了坚实基础。书中记载的诸多经典方剂，至今仍在临床实践中得到广泛应用。张仲景不仅有高超的医术，还有崇高的医德情操，坚持以救人为己任，这种责任感深深影响了后世医家，成为中医文化的重要组成部分。

张仲景的医学影响深远，不仅促进了中医世代发展，其学术思想还远播日本、朝鲜等东亚各国。即使在现代医学高度发达的今天，张仲景确立的辨证论治原则，依然是中医临床诊疗的核心指导思想。

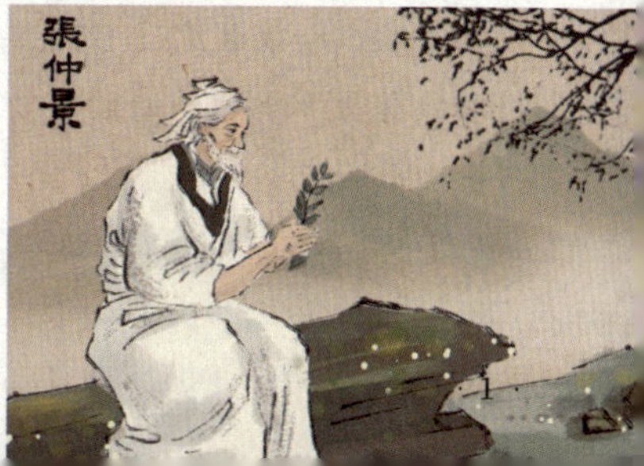

第二章

痉湿暍病方

葛根汤

葛根汤是中医的传统方剂，最早见于《伤寒论》，主要用于治疗外感风寒引起的表证，尤其是伴有项背强痛、发热、恶寒等症状。张仲景创制此方，旨在通过发汗解表、舒筋活络的方式，驱散体表的寒气，缓解由风寒引起的不适。

药物组成：葛根汤的制作成分很简单，包括葛根四两、去节麻黄三两、去皮桂枝二两、甘草二两（炙）、芍药二两（炙）、切片生姜三两、大枣十二枚（掰开）。

用法用量：将这七味药洗

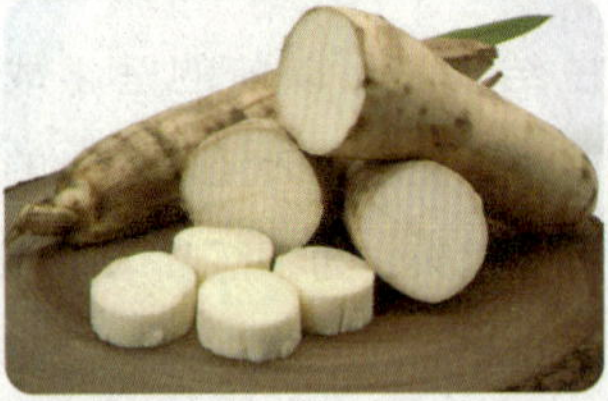

净备用，加水十升（东汉时期，一升约为200毫升），先煮麻黄和葛根，煮到水减少两升时，去掉浮沫，再加入其他药，继续煮到剩下三升药汁。去掉药渣，每次温服一升，服药后盖上被子微微发汗。

主要功效： 葛根汤虽然主要用于发汗散寒，治疗外感风寒引起的发热、恶寒、无汗等症状，但由于其中添加了多种有益中药，还能够舒筋活络，缓解项背强痛、肌肉紧张，缓解外感风寒导致的口渴。此外，汤中添加的大枣还具有补中益气、养血安神的功效。

注意事项： 葛根汤适用于风寒表实证，若为风热感冒或阴虚体质者不宜使用。其中含有麻黄，高血压、心脏病患者慎用。在服用葛根汤期间，饮食应以清淡、温热、易消化为主，避免生冷、油腻。一些食物容易导致脾胃阳气损伤，影响药物的温散作用，油腻食物和酒精会阻碍肠胃吸收，导致药效不佳。

大承气汤

大承气汤是《伤寒论》中治疗阳明腑实证的代表方剂，主要用于治疗热结便秘、腹痛拒按、发热汗出等症状。这个药方主要通过泻热通便、行气除满的方式，清除肠道里面的热结，缓解便秘和腹痛。

药物组成： 需要先准备大黄四两（酒洗）、半斤厚朴炙烤后去皮、五枚枳实（炙）、芒硝三合。

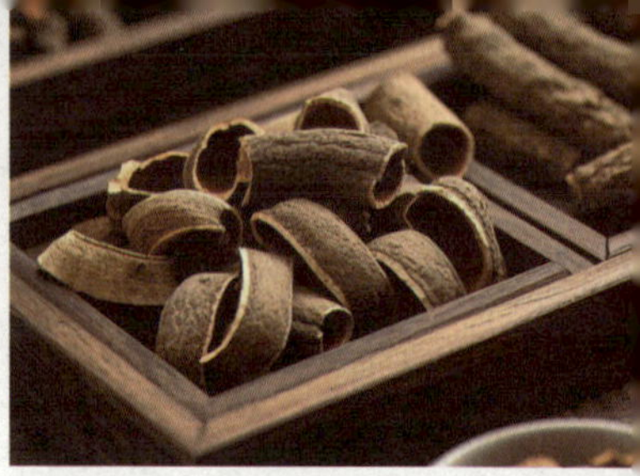

用法用量： 放入十升水，先煮厚朴和枳实；煮到剩下五升水时，去掉药渣；加入大黄，煮到剩下两升水时，再去掉药渣和杂质；最后加入芒硝，稍微煮一下，沸腾一两次即可，然后分两次温服。如果大便通了，剩下的药就不用再喝了。

主要功效： 大承气汤具有峻下热结、通便泻热的功效。大黄和芒硝泻热通便，厚朴和枳实行气除满，四药合用，能迅速缓解疾病发作时胸部胀满、肌肉酸痛等症状。芒硝能够软化燥结，使大便易于排出，软坚润燥。

注意事项： 大承气汤适用于实热便秘，虚寒体质者慎用。服药后可能出现腹泻，属正常现象，但若腹泻过剧，应立刻停止服用，重者应及时前往医院寻求治疗。服药期间应以清淡、易消化的食物为主，如蔬菜汤、米粥等，有助于减轻肠胃负担。

麻黄加术汤

麻黄加术汤是《伤寒论》中治疗风寒湿痹的经典方剂，在风湿邪气导致身体及关节产生剧烈疼痛的时候，适合用此方。注意不能够使用火法外治迫使病人发汗。

药物组成： 麻黄三两去节，桂枝二两去皮，一两甘草（炙），七十个杏仁去皮尖，白术四两。

用法用量：用九升水先煮麻黄；煮到水少了两升时，把浮沫去掉，再加入其他药，继续煮到剩下两升半药水。把药渣去掉，每次喝八合（大约160毫升），服用后需要盖上被子稍微发汗。

主要功效：麻黄加术汤具有发汗解表、祛湿止痛的功效，麻黄与白术搭配，使人不会发汗过头，同时祛除体内和体表的湿气。同时麻黄对于治疗因为贪凉和受风导致的风湿病有较好效果，能够缓解关节疼痛、肌肉酸痛，也常用于宣肺止咳，缓解由感冒受寒导致的咳嗽等症状。

注意事项：此药方适用于湿热病症，不能同时进行熏蒸、艾灸、温针等火法发汗，否则容易导致暴汗，反而不容易祛除湿气。此方用于抵御风寒湿邪的侵袭，体质阴虚者不适合服用。

麻黄杏仁薏苡甘草汤

麻黄杏仁薏苡甘草汤是《伤寒论》和《金匮要略》中的经典方剂，主要用于治疗风湿引起的身体疼痛、发热、关节不适等症状。风湿病是出汗的时候吹风或者长期贪凉导致的。这个方子通过发汗散寒、祛湿止痛的方式，缓解风寒湿邪引起的不适。

药物组成：半两去节汤泡

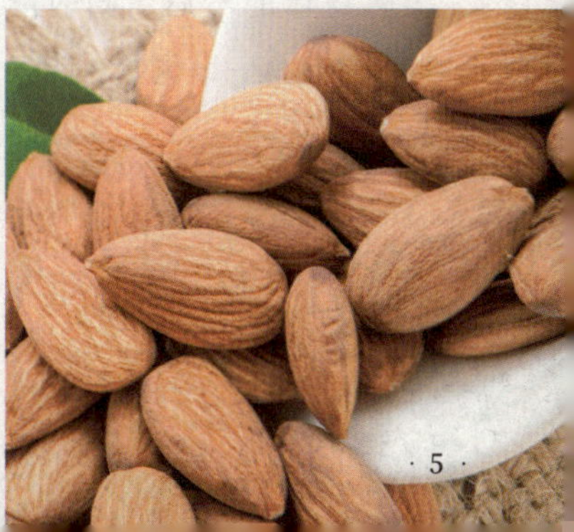

麻黄、杏仁十个（剥去皮尖然后炒）、薏苡仁半两、甘草一两（炙）。

用法用量：把这四种药切至豆子大小，每次取用四钱（12克），一起放进锅里，加水煮。煮到水少了两升时，把药渣去掉，每次喝一升，喝完后会稍微发汗，此时应当注意防风。

主要功效：这个方子主要用于治疗因风湿引起的身体疼痛、发热、关节不舒服等症状。麻黄能发汗散寒，杏仁能止咳平喘，薏苡仁能祛湿止痛，甘草能调和药性，缓解身体的不适，同时能够化热化燥，既能够祛除湿气，又能压制麻黄的温性。

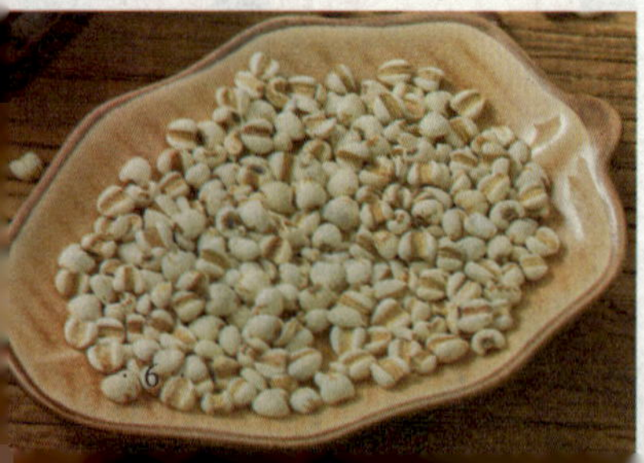

注意事项：此方适合风寒湿邪引起的症状，如果是风热感冒或者体质偏虚的人不适合用。除了注意避免生冷、油腻之外，要特别注意避风保暖，防止体内湿气加重。同时也要避免长时间居住在阴冷潮湿的地方，即使炎热时也不要过度贪凉。

桂枝、白术附子汤

桂枝、白术附子汤是《伤寒论》中治疗风寒湿痹的经典方剂，主要用于治疗风湿病，身体感到剧烈疼痛，脉象虚浮，体内风湿相搏等症状。如果出现大便坚硬，但是小便正常的现象，就将桂枝换成白术。

药物组成：

桂枝附子汤：四两桂枝

去皮，三两生姜切成片，附子三枚（炮制，去皮，破成八片），二两甘草（炙），十二枚大枣（掰开）。

白术附子汤：二两白术，一枚半附子炮制去皮，一两炙烤过的甘草，一两半生姜切成片，六枚大枣。

用法用量：

桂枝附子汤：将药物放入砂锅中，加入1200毫升水煮开，去掉药渣和杂质，分三次服用。

白术附子汤：加入药材和600毫升水煮开后取200毫升，过滤掉药渣，分三次服用。

主要功效：桂枝和附子具有温经散寒的作用，能够驱散体内的寒邪，缓解恶寒、关节冷痛等症状；白术能够强健脾胃，祛除湿气；湿邪往往会引

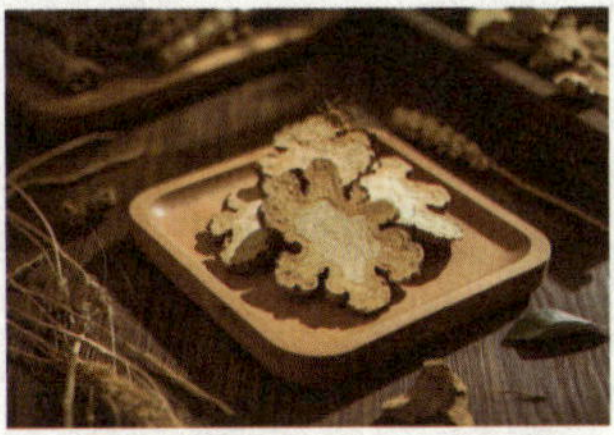

起关节疼痛、肌肉酸痛，白术能够帮助缓解疼痛；甘草能够调和诸药，增强药效，并且中和药的味道。

注意事项：桂枝附子汤适用于伤寒八九日，风湿中风偏盛的症状，白术附子汤适用于治疗大便坚硬、湿性偏盛的症状，两者需加以区别。白术药方较桂枝附子药方用量和服用量少，若出现身体麻痹、出大汗等情况为正常现象。

甘草附子汤

甘草附子汤主要用于治疗风寒湿邪引起的关节疼

痛、关节浮肿、小便不利、胃寒惧风、不出汗等症状。这个方子通过温阳散寒、祛湿止痛的方式，缓解风寒湿邪引起的不适。

药物组成：白术二两、甘草二两（炙）、附子二枚（炮制，去皮）、桂枝四两（去皮）。

用法用量：把这四种药放进锅里，加六升水，也就是1200毫升水煮。煮到剩下三升药水时，把药渣去掉，每天服用三次，每次喝一升（200毫升），刚开始喝的时候稍微出点汗，说明开始见效。如果服用后出现多汗、烦躁等症状，需要将药量减到五合（100毫升）。如果情况特殊，担心一升药太多了，可以服用六合或者七合。

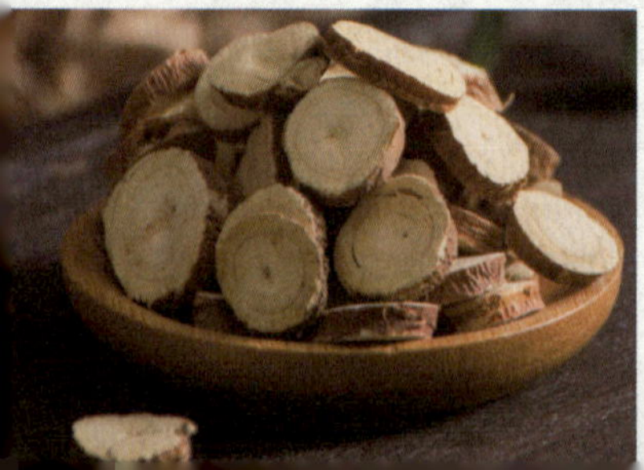

主要功效：这个方子的主要功效是能够助阳除湿，应对表里阳气俱虚的情况。甘草能调和药性，附子能温阳散寒，白术能健脾祛湿，桂枝能温经散寒，附子桂枝两味药材一起能够温补脾胃肾脏的阳气，白术和甘草能够中和药性。

注意事项：这个方子适合风寒湿邪引起的症状，如果是风热感冒或者体质偏虚的人不适合用。服用时需要注意是否出现副作用，如出现，需要及时减少药量。服药时要注意因人和症状而异。

第三章

百合狐蟚阴阳毒方

百合知母汤

百合知母汤是用于养阴清热的经典方剂，主要用于治疗虚热肺痿、咳嗽、口干、心烦等症状。百合病如果用错了方法，导致身体损伤，可以用百合知母汤治疗。

药物组成：七枚百合掰碎、三两知母切片。

用法用量：先用水将百合洗净，在水中浸泡一晚，当水上出现白沫时需要将水过滤掉。取两升泉水，煎取药汤一升，过滤药渣。再另外用两升泉水煎知母，取一升药汤，把药渣去掉。将百合和知母的药汤混合在一起，

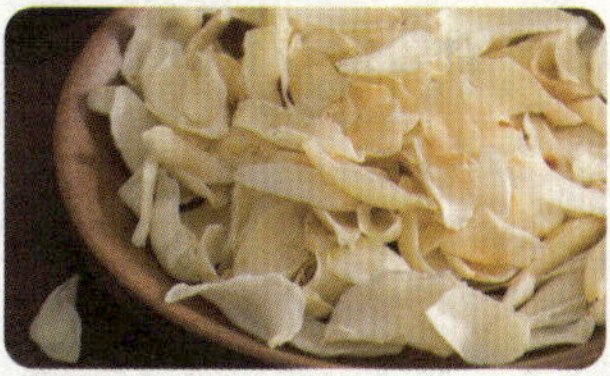

煎取一升五合，加热分两次服用。

主要功效： 百合能滋阴润肺，知母能清热泻火，两味药合用，能有效缓解虚热引起的咳嗽、口干、心烦等症状。百合病患者心肺阴虚，因此不能妄自采用发汗的方式。此方还能够用于缓解心烦、睡不着觉、口干口渴等症状，润燥除烦，养心安神。

注意事项： 此药方适用于虚热引起的症状，如果是实热或风寒咳嗽者不适合用。服药期间避免辛辣、油腻食物，以免加重虚热。

百合滑石代赭石汤

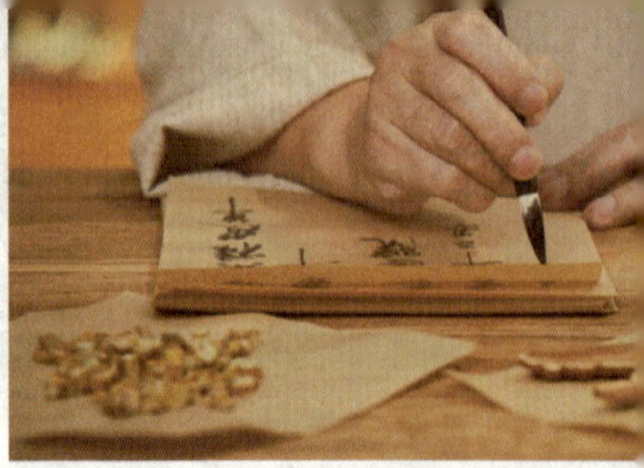

百合滑石代赭石汤主要用于治疗虚热肺痿、咳嗽、痰多、口干等症状。这个方子通过滋阴清热、化痰止咳的方式，缓解虚热引起的肺部不适。另外，此方还用于治疗误用攻下法治疗心肺虚热导致的不适症状。

药物组成： 百合七枚掰碎，滑石三两（捣碎，绵裹），一颗如弹丸大的代赭石（捣碎，绵裹）。

用法用量： 先用水将百合洗净，在水中浸泡一晚，当水上出现白沫时需要将水过滤掉；取两升泉水煎百合，取一升药汤过滤掉药渣；另外用两升泉水煎滑石、代赭，取一升药汤，去掉药渣；最后将两种药汤混合在一起，煎取一升五合，分开加热服用。

主要功效：此汤的功效在于养阴清热、利尿降逆。百合滋阴润肺，滑石清热利湿，将虚热从下面导出，代赭石降逆化痰，三味药合用，标本同治，能有效缓解误用攻下法带来的虚热以及胃部失调引起的呕吐、痰多、口干等症状。

百合鸡子黄汤

当医师误用催吐法医治百合病时，此时因为食物堆积会导致干呕、胃部不适，此时可用百合鸡子黄汤医治。主要用于治疗虚热肺痿、咳嗽、心烦、失眠等症状。这个方子通过滋阴润肺、安神定志的方式，帮助缓解虚热引起的不适。

药物组成：百合七枚捣碎，鸡子黄一枚。

用法用量：先用水将百合洗净，并在水中浸泡一晚，当水上出现白沫时需要将水过滤掉。取两升泉水煎百合，取一升药汤过滤掉药渣，将鸡子黄放入药汤中搅匀，煎五分即可服用。

主要功效：百合滋阴润肺，能够益阴清热、滋润心肺。鸡子黄能够安神定志，滋养气血。这两味药合用，能够补中益气，缓解肠胃不适，起到宁神滋养的效果。

注意事项：这个方子适合虚热引起的症状，如果是实热或风寒咳嗽的人不适合用。服药期间忌辛辣、油腻食物，以免加重虚热。

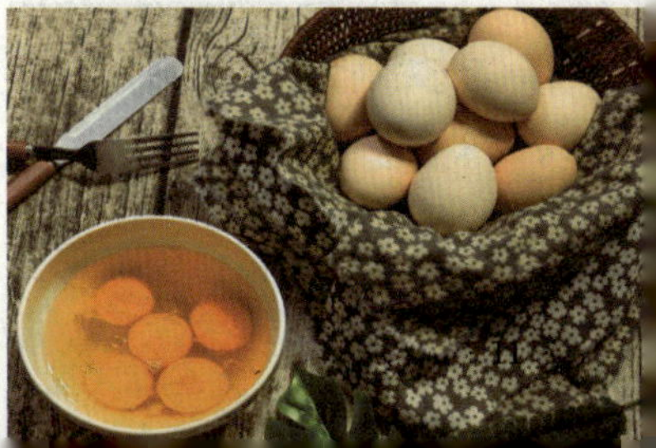

百合地黄汤

百合地黄汤是用于治疗百合病的常用药方，能够养益清热。主要用于治疗虚热肺痿、神志恍惚、食欲失调、口干口苦等症状。这个方子通过滋阴清热、润肺止咳的方式，帮助缓解虚热引起的肺部不适。

药物组成： 百合七枚（掰开）、生地黄汁一升。

用法用量： 先用水将百合洗净，并在水中浸泡一晚，当水上出现白沫时需要将水过滤掉。取两升泉水煎百合，取一升药汤过滤掉药渣，将生地黄汁放入药汤中，煎取一升五合，分两次温服。现代用法也可以直接用水煎服。

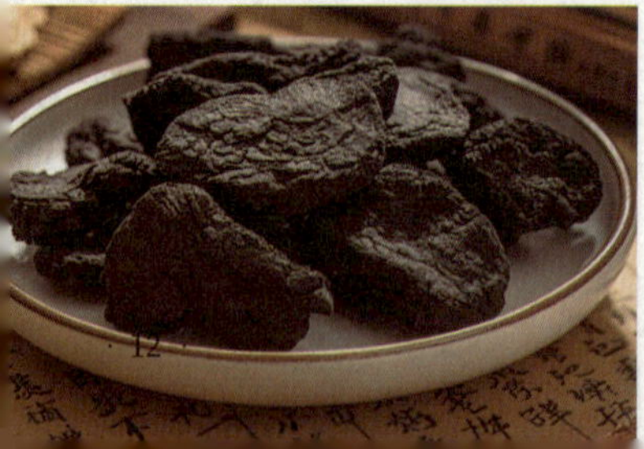

主要功效： 百合滋阴润肺，生地黄清热凉血，两味药合用，能有效缓解虚热引起的咳嗽、口干、心烦等症状，滋养心肺，调养气血，祛除诸多症状。

注意事项： 此药方现在常用于治疗神经官能症，例如更年期综合征、神经紊乱等。一定浓度的汤药或许能够抑制肿瘤生长。但是此药方不适用于体质阴虚的患者。

甘草泻心汤

甘草泻心汤是用于治疗痞证的泻心汤类方代表方剂之一，主要用于治疗心下痞满、呕吐、腹泻等症状，以及喉部溃烂导致的声音嘶哑。这个方子通过调和脾胃、清热化湿的方式，缓解脾胃湿热引起的不适。

药物组成： 此药方需用甘草四两，黄芩三两，干姜三两，半夏半升，大枣十二枚，黄连一两，人参三两。

用法用量： 将上述七种药材放入锅中，加入一斗水煎煮，煮取六升，把药渣去掉再继续煎煮，每次喝一升（200毫升），每日分三次温服。

主要功效： 甘草调和脾胃，黄芩、黄连清热燥湿，干姜温中散寒、调畅气机，半夏降逆止呕，大枣补中益气，六味药合用，能有效缓解心下痞满、呕吐、腹泻等症状。此药方能够清热利湿、益血养气，还具有解毒功效。

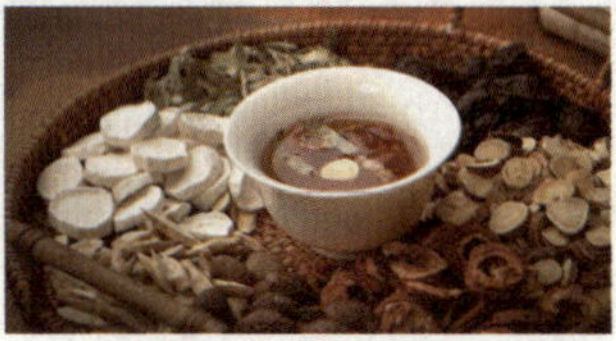

注意事项： 这个方子适合脾胃湿热引起的症状，但是脾胃虚寒的人不适合用。服药期间忌生冷、油腻食物，以免加重湿热。

苦参汤

苦参汤主要用于治疗湿热下注、阴部瘙痒、白带异常等症状。如果出现喉咙干燥、前阴部分溃烂的症状，这个方子可以通过清热燥湿、杀虫止痒的方式，缓解湿热引起的不适。

药物组成： 苦参一升。

用法用量： 将苦参放入锅中，加十升水煮。煮到水剩七升时，把药渣去掉，用药水熏洗患处，每天三次。

主要功效：苦参清热燥湿、杀虫止痒，能有效缓解湿热引起的阴部瘙痒、白带异常等症状。并且驱散湿热，防止湿热毒气侵袭肝经，导致皮肤血肉溃烂。

注意事项：这个方子适合湿热引起的症状，但是寒湿或阴虚的人不适合用。熏洗时注意水温，避免烫伤。此药仅需用于清洗患处，起到解毒消疮的效果。同时需要搭配内服清热解毒药物治疗。

雄黄熏

雄黄熏是主要用于治疗肛门瘙痒、痔疮等症状，也可医治肛门溃烂。这个方子通过杀虫止痒、解毒消肿的方式，缓解肛门瘙痒、痔疮引起的不适。

药物组成：雄黄粉末，将其合在两枚筒瓦中。

用法用量：将雄黄研成细末，用瓦片烧热，将雄黄末撒在瓦片上，熏蒸肛门，每天一次。

主要功效：雄黄杀虫止痒、解毒消肿，能有效缓解肛门瘙痒、痔疮等症状。此处的症状是指在上面提到的前阴溃烂的基础上，又出现肛门溃烂的症状。这是湿热

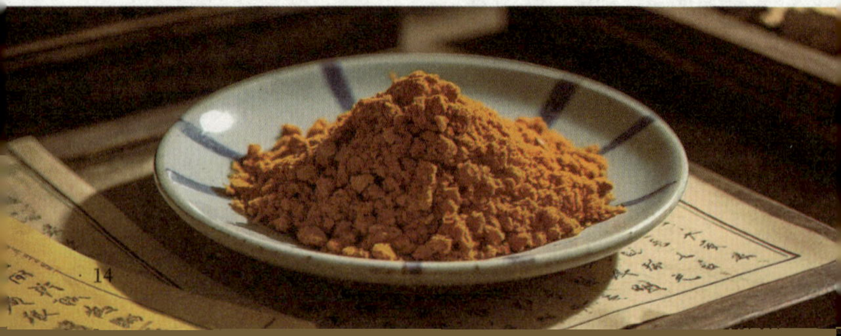

邪气聚集在下面，导致肛门被腐蚀。

注意事项：这个方子适合湿热引起的症状，但是寒湿或阴虚的人不适合用。熏蒸时注意保持距离，避免烫伤。同时需要搭配内服清热燥湿解毒的药物。

赤豆当归散

当病人出现心中烦躁、出汗，却没有畏寒发热的症状，需要服用赤豆当归散。此病症状明显，刚开始四天，病人眼珠发红，后来内外眼角发黑。此方主要用于治疗湿热下注、便血、痔疮等症状。这个方子通过清热利湿、活血止血的方式，缓解湿热引起的不适。

药物组成：赤小豆三升，浸泡至其发芽，曝干；当归

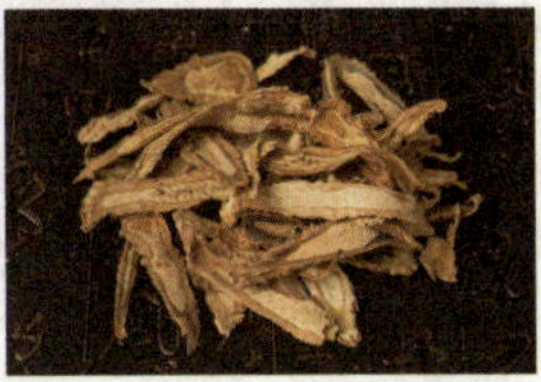

三两。

用法用量：将赤小豆和当归两味药用药杵研磨成粉末，用浆水送服，每次服方寸匕（约3克），每天三次。

主要功效：赤小豆清热利湿，当归活血止血，两味药合用，能有效清热解毒。用于治疗已经蕴结成毒的湿毒，缓解因为热毒侵入体内导致的心神不宁、心情烦躁等症状，缓解热气淤积导致的血腐化脓。

注意事项：这个方子适合湿热引起的症状，如果是寒湿或阴虚的人不适合用。服药期间忌辛辣、油腻食物，以免加重湿热。

第四章

疟病方

白虎加桂枝汤

白虎加桂枝汤主要用于治疗温疟，即疟疾伴有发热、恶寒、关节疼痛、呕吐等症状。该方结合了白虎汤的清热生津作用和桂枝汤的解表散寒功效，适用于疟疾发作时热多寒少的情况。

药物组成：知母六两，甘草二两炙烤，粳米二合，石膏一斤，去皮桂枝三两。

用法用量：将上述药物切碎，每次取其中五钱，加一盏半的水，煎至八分，去渣后温服。服药后汗出则病愈。

主要功效：石膏、知母清

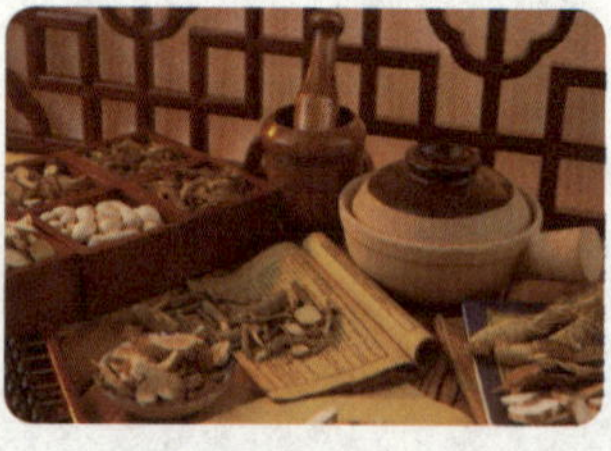

热生津，桂枝具有解表散寒的功效，适用于疟疾发作时热盛寒轻，即温疟的情况，尤其适合伴有发热、关节疼痛的患者。用以缓解里热炽盛的症状，减轻胃部不适产生的呕吐感。

注意事项：使用时应注意患者的体温变化，避免过量服用导致汗出过多，损伤津液。对于体质虚弱者，应谨慎使用，以免加重虚寒症状。

蜀漆散

蜀漆散主治寒多热少的疟疾，即寒疟。该药具有祛痰截疟、助阳安神的功效，帮助患者缓解寒疟发作时的寒战、发热等症状。

药物组成：蜀漆（洗去腥味）、云母（烧两个日夜）、龙骨各等分。

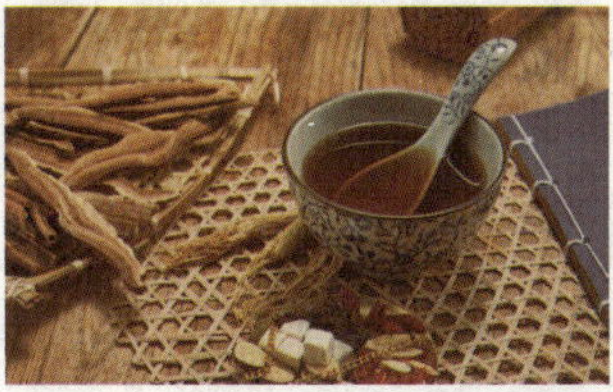

用法用量：将药研成细末，在疟疾发作前配上浆水服用半钱。温疟加上蜀漆半分，在将要发作时服用一钱匕（约2克）。然后一方云母用作云实。

主要功效：此汤药方不仅能治疗寒疟，化痰，还能够助阳安神。蜀漆能够祛痰截疟，云母、龙骨具有滋养体内阳气，抵抗阴虚，使阳气发散的功效，适用于寒疟发作时寒多热少、伴有痰湿内阻的患者。

注意事项：蜀漆散主要用于治疗疟疾，使用时应注意患者的肝肾功能，避免长期服用导致肝肾损伤。孕妇及哺乳期妇女慎用。此外，需要格外注意服药时间，按时服药。

牡蛎汤

牡蛎汤是用于治疗寒疟的药方，主要针对患者感染了寒邪较重的疟疾而产生的症状。该方温阳散寒、软坚截疟，帮助患者缓解寒疟发作时的寒战、腹痛等症状。

药物组成：牡蛎四两（熬），麻黄四两（去节），蜀漆三两，甘草二两。

用法用量：将上述药物放入砂锅，加八升水，先煮蜀漆、麻黄，去掉浮沫后，剩下六升药汤，加入其他药物，煮取二升，温服一升。若出现呕吐的症状，就停止服用。

主要功效：牡蛎能够帮

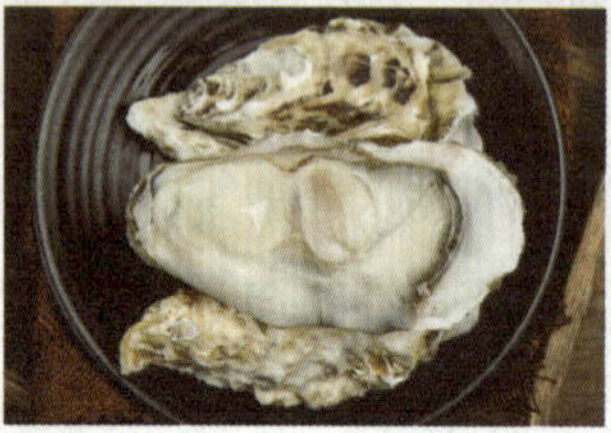

助散去病结，麻黄具有温阳功效，使寒气驱散到体外，甘草能够调和各种药性，这些药材共同作用，适用于寒疟发作时寒邪较重、伴有腹痛的患者。蜀漆能帮助患者祛痰，并且防止病情进一步恶化。

注意事项：牡蛎汤主要用于治疗阴虚火旺、失眠多梦等症状。使用时应注意患者的脾胃功能，避免过量服用导致消化不良。对于脾胃虚寒者，应谨慎使用。

柴胡桂姜汤

柴胡桂姜汤主要用于

治疗寒多微热，或者只觉得寒冷而没有发热症状的疟疾，且见效极快，往往一剂药就能治愈。该方具有和解少阳、温阳散寒的功效，帮助患者缓解寒疟发作时的寒战、腹痛等症状。

药物组成： 柴胡半斤，桂枝三两（去皮），干姜二两，瓜蒌根四两，黄芩三两，牡蛎三两熬制，甘草二两（炙烤）。

用法用量： 将上述药物放入砂锅中，加入一斗二升水，煮取六升，去渣后再次煎煮，取三升。每日温服三次，每次饮一升。刚服用时可能会稍觉心烦，再次服用便会开始发汗，此时疾病便已治愈。

主要功效： 此方主要用于寒气偏重的疾病。因此此药方采用柴胡和黄芩搭配，以使表里和解，桂枝和干姜等驱散体表寒气。炙烤后的甘草能够振奋体内阳气，瓜蒌根能够润燥生津。这几味药材搭配，具有散结通阳、祛除寒邪的奇效。

注意事项： 柴胡桂姜汤主要用于治疗肝郁气滞、胸胁胀痛等症状。使用时应注意患者的情绪变化，避免过量服用导致情绪波动。肝火旺盛者应谨慎使用。此外，服药需一鼓作气，出汗散发寒气，从而达到治愈的目的。

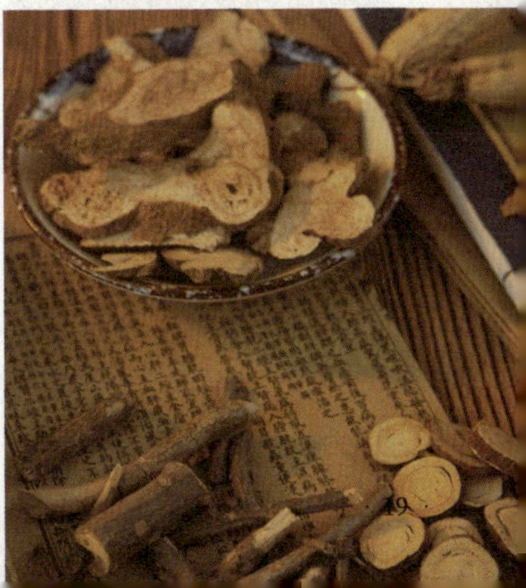

第五章

中风历节方

侯氏黑散

侯氏黑散主要用于治疗中风后四肢沉重、胸部和上腹部怕冷的大风病症状。大风是古代一种病症名。该方具有清肝化痰、养血祛风的功效，缓解中风后中阳不足带来的不适感。

药物组成： 菊花四十分，白术十分，细辛三分，桔梗八分，防风十分，茯苓三分，牡蛎三分，人参三分，矾石三分，黄芩五分，最后还需当归三分，干姜三分，川芎三分，桂枝三分。

用法用量： 将药物用药杵研成细末，每次用酒送服方寸匕，每日服用一次。开始

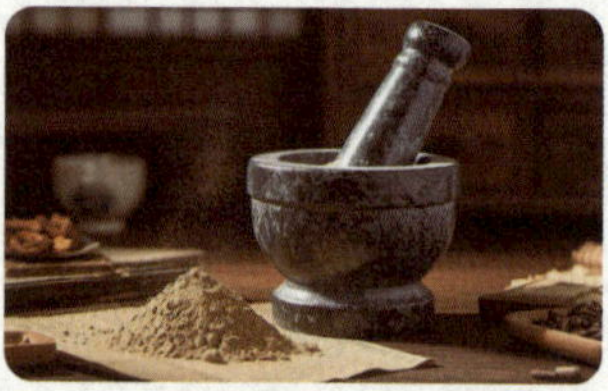

的时候需要连服二十天，用温酒调服，禁食鱼肉大蒜，可以适当吃点冷食，直到六十天后结束，让药力积于腹中。

主要功效：菊花、黄芩清肝热，白术、茯苓健脾化痰，适用于中风后气血不足、痰湿内阻的患者。方中的菊花、桂枝、桔梗能够疏风，祛除体表外面的邪气；白术、人参等温养阳气，防治体虚。具有防治风邪、补充气血的作用。

注意事项：侯氏黑散主要用于治疗中风后遗症，使用时应注意患者的血压变化，避免过量服用导致血压过低。高血压患者应谨慎使用。

风引汤

风引汤主要用于治疗癫

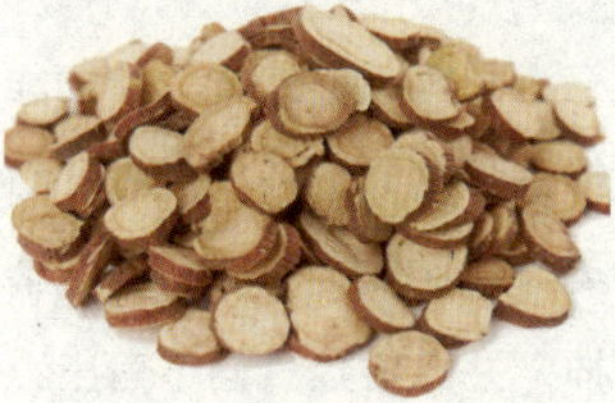

痫导致的身体抽搐，以及热性的瘫痪等症状。这类病机主要是因为体内阳热过盛，风邪在体内活动，需要用清热熄风的方法治疗。

药物组成：大黄、干姜、龙骨各四两，桂枝三两，甘草、牡蛎各二两，寒水石、滑石、赤石脂、白石脂、紫石英、石膏各六两。

用法用量：将药物研成粗末，并且先粗筛一遍，装入药袋中。每次取三指撮，加井花水（清晨最先汲取的井泉水）三升，煮至三沸后，温服一升。

主要功效：此药方有清热降火的功效。石膏、寒水石清热降火，龙骨、牡蛎能够潜阳熄风，各类滑石、石英等帮助安定情绪、镇定精神，并且将热气向下导出，驱散火气。适用于风痹、癫痫发作时热盛动风的患者。药中甘草能减少其他药物对脾胃的损伤，十分重要。

注意事项：风引汤主要用于治疗中风、半身不遂等症状。使用时应注意观察患者的肢体活动情况，避免过量服用导致肢体无力。体质虚弱者应谨慎使用。治疗大人风引和小孩四肢抽搐，都可以采用此方。

桂枝芍药知母汤

桂枝芍药知母汤主要用于治疗风湿痹痛，如身体出现的关节疼痛，以及体重减轻、消瘦等。此症状还伴随着小腿肿胀，头晕气短，心情郁结不舒畅，有呕吐感等。此方能够帮助患者缓解身体疼痛和麻痹感。

药物组成：桂枝四两，甘草二两，麻黄二两，生姜五两，白术五两，防风四两，附子两枚（炮制），芍药三两，知母四两。

用法用量：将药物放入砂锅中，加入七升水，煮取二升，温服七合，每日服用三次。

主要功效：能够医治风

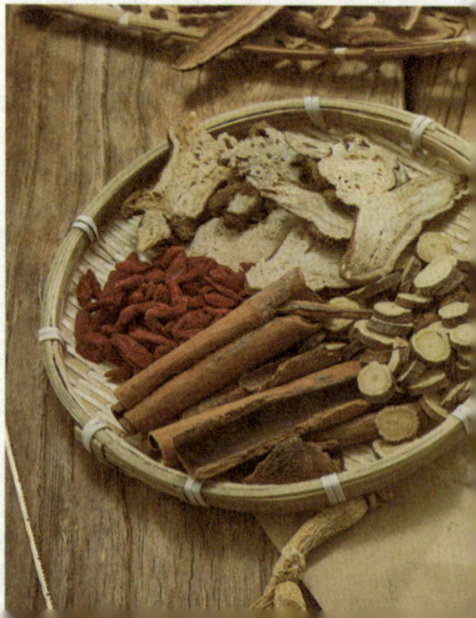

湿滞留在关节和骨节间导致的气血运行不畅和关节疼痛。祛风除湿，温经散寒。桂枝、麻黄打通体内阳气运行，驱散寒气，兼具防风效果；知母、芍药滋阴清热，白术强健脾胃，生姜止住呕吐，实现一并除去表里湿气、扶正养阴的效果。

注意事项：使用时应注意患者的关节活动情况，避免过量服用导致关节僵硬。阴虚火旺者应谨慎使用。

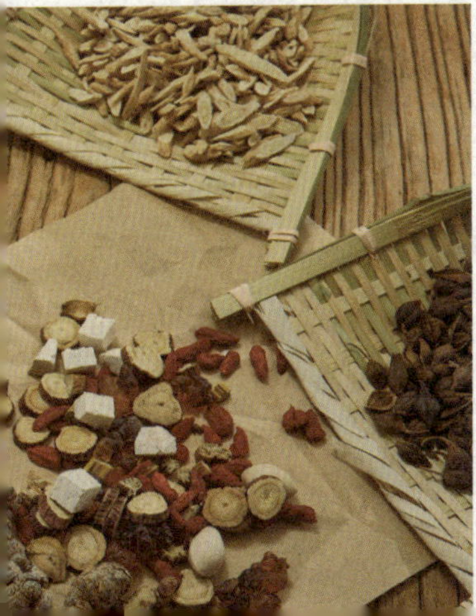

乌头汤

乌头汤主要用于治疗寒湿痹痛，尤其是关节疼痛剧烈甚至关节难以屈伸的症状，也可以用于医治脚气的疼痛。该方具有温经散寒、除湿止痛的功效，帮助患者缓解寒湿痹痛。

药物组成：麻黄、芍药、黄芪各三两，三两炙烤过的甘草，用蜜两升煎制川乌，煎取一升后取出乌头。

用法用量：将前四味药物洗净，放入砂锅中，加水三升，煮取一升，过滤药渣后加入煎过川乌的蜜，再次煎煮，温服七合。如果在服用后觉得没有效果，就将剩余的药汤全部服用下去。

主要功效：此方温经散寒，除湿止痛。过川乌打通受阻的阳气，减少气血凝滞带来的疼痛感，芍药用以舒缓筋脉，黄芪、乌头和甘草缓解毒性，能使药物调和，更好地发挥药效，同时能够使关节屈伸自如。

注意事项： 在使用时应注意患者的体温变化，避免过量服用导致体温过低。此外，乌头具有轻微毒性，需要掌握恰当的服用方法和剂量，防止中毒。如出现呼吸急促、心跳加快甚至严重昏迷等中毒症状，需要立刻前往医院抢救。

矾石汤

矾石汤主要用于治疗脚气，尤其是脚气冲心引起的胸闷、气急和心悸、呕吐等症状。该方具有燥湿解毒的功效，帮助患者缓解脚气的

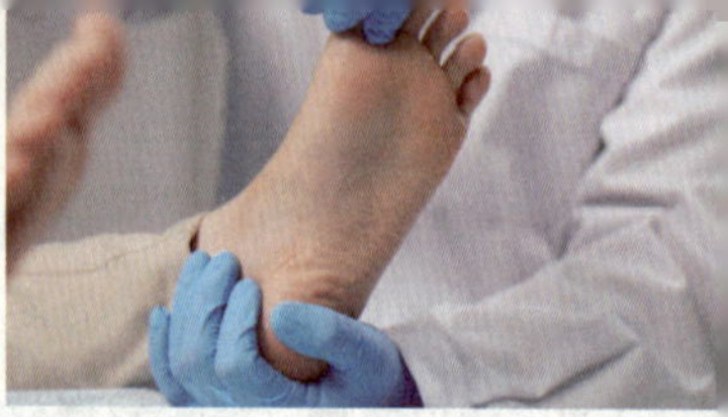

症状。此药方简单易用。

药物组成： 矾石二两。

用法用量： 将矾石放入锅中，加浆水一斗五升，煎至三五沸即可关火，并用煎好的药液泡脚。

主要功效： 燥湿解毒。矾石燥湿解毒，适用于脚气病、脚气冲心的患者。凡是腿脚出现肿胀或者胀痛，或软弱无力的症状，即为脚气，严重者会影响心脏，导致胸部气闷、脾肾虚弱。此汤能够排出内部湿浊，振奋心阳，帮助调和脾肾，强健身体。

注意事项： 矾石汤主要用于治疗湿热下注、小便不利等症状。此药物主要用于外

部浸泡，不可内服。

《千金》三黄汤

《千金》三黄汤主要用于治疗感染风邪后，患者周身疼痛、烦热心乱、感到寒冷、手足行动不便的症状，有些患者可能会出现食欲不振的情况。该方益气固卫、解表清热，帮助患者缓解中风后的不适症状。

药物组成： 麻黄五分，黄芪二分，黄芩三分，独活四分，细辛二分。

用法用量： 将上述药物加水六升，煮取二升，分三次温服。首次服后会出小汗，第二次服后出大汗。如果患者觉得心热，需要添加大黄二分；腹部觉得满胀，需要添加一枚枳实；感到气血逆行可以在其中加入三分人参；如果感到心悸，加三分牡蛎；感到口渴，需要加入三分瓜蒌根；如果患者先觉得发冷，需要添加一枚附子。

主要功效： 此药方主要防治风邪造成的内忧、心神不宁、饮食不振。黄芪益气固卫，疏散外邪；麻黄、独活解除体表寒气，发散却不伤身；黄芩清除体内热气，适用于中风后气血不足、外感风寒的患者。

注意事项： 使用时应注意患者的肝功能变化，避免过量服用导致肝功能损伤。对于肝功能不全者，需要根据医生建议服用。

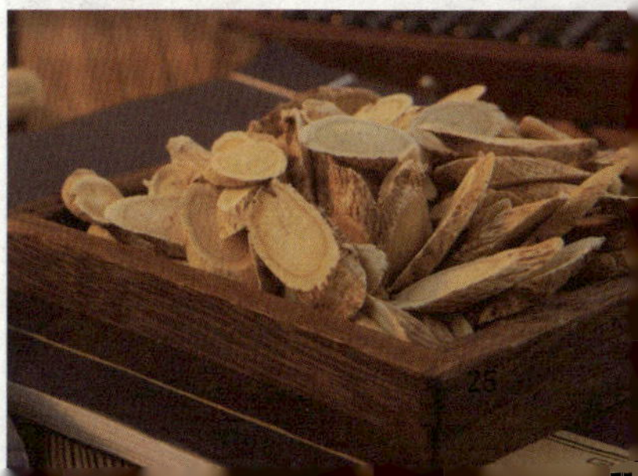

注：此条参考《胡希恕金匮要略讲座》（胡希恕著，中国中医药出版社）。

《千金方》越婢加术汤

当患者患有肉极病，尤其是出现四肢消瘦、疲惫乏力、多汗、下肢软弱等症状，可以用《千金方》越婢加术汤加以医治。该方具有清宣郁热、运中行水的功效，帮助患者缓解肉极病的症状。

药物组成：麻黄六两，生姜三两，甘草二两，白术四两，大枣十五枚，石膏半斤。

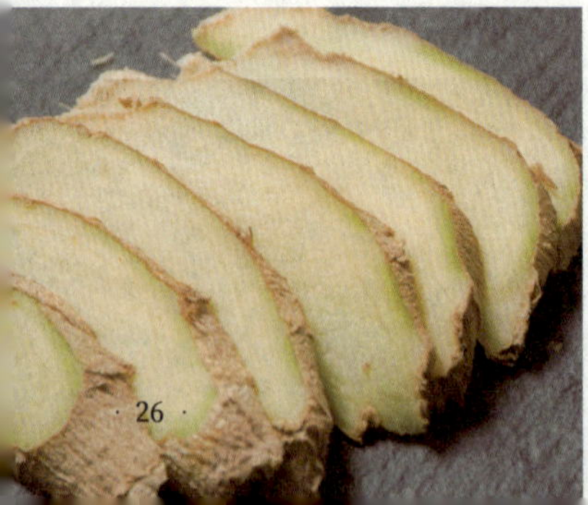

用法用量：以上六味药洗净，加六升水，先煮麻黄，去掉浮沫，然后加入其他药物，煮取三升，分成三次服用。如果出现畏风的症状，需要再加一枚炮制的附子。

主要功效：此方中，麻黄、石膏具有清宣郁热之效，帮助消除身体疲乏，白术用以健脾燥湿，这两种药材能够帮助祛除体表和体内湿气，并且患者不会出太多汗以至于损伤身体的免疫力。生姜和大枣都能够帮助调和身体，石膏可以清除身体中郁结的热气。

注意事项：使用时应注意患者的尿液和出汗情况，避免过量服用导致尿液过少，并且需要注意服药过度会对肾脏造成损伤。

第六章

血痹虚劳方

黄芪桂枝五物汤

黄芪桂枝五物汤主要用于治疗血痹病，尤其是如风痹状的症状。这种病症主要因为气血空虚，导致肌肉麻木疼痛、关节浮肿、脉相皆微。该方具有补气行血、温阳行痹的功效，帮助患者缓解疼痛。

药物组成：黄芪三两，芍药三两，大枣十二枚，生姜六两，桂枝三两。

用法用量：将上述药物加六升水煎煮，煮取二升，然后温服七合，每日服用三次。

主要功效：黄芪桂枝五物汤通过黄芪补气，桂枝温阳，芍药行血，适用于血痹

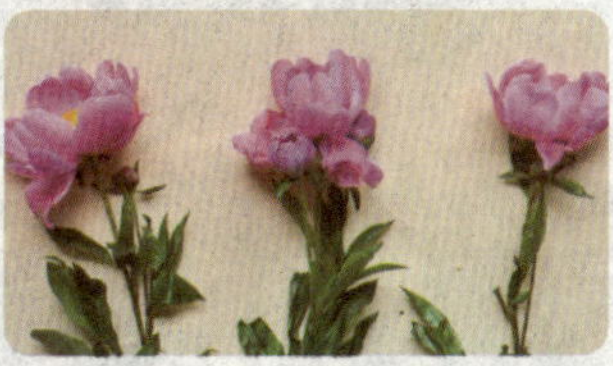

病、身体麻木不仁的患者。生姜用量加倍，能够和桂枝共同发挥驱散表邪的功能。大枣补气活血，使身体不至于太虚弱，与其他药材互相发挥调补之效。

注意事项：黄芪桂枝五物汤主要用于治疗气虚血瘀、肢体麻木等症状，使用时应注意患者的肢体活动情况，避免过量服用导致肢体无力。对于体质虚弱者，应谨慎使用。

桂枝加龙骨牡蛎汤

桂枝加龙骨牡蛎汤可以治疗经常性梦遗或滑精的患者，缓解腹部的不舒适感和前阴寒冷的症状。如果出现眼睛发昏和脱发等症状，脉象虚浮中空，可采用此方调和阴阳、交通心肾，帮助患者缓解虚劳失精的症状。

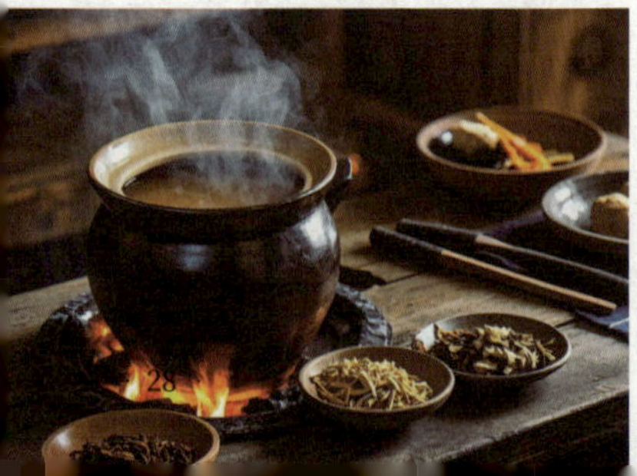

药物组成：桂枝三两，甘草二两，芍药和生姜各三两，大枣十二枚，龙骨三两，牡蛎三两。

用法用量：用水煎服，将上述药物加水七升，煮取三升，分成三次温服。

主要功效：药方中，桂枝、芍药调和阴阳，补充肾阳亏虚、精血损耗、阴津损耗，也能够防治头晕目眩，脉象虚浮无力；龙骨、牡蛎能起到巩固阳气、防止遗精的作用。两味调和，具有固摄内守、防治阴阳两虚的功效。

注意事项：使用时应注意患者的情绪变化，对于阴虚火旺者，应谨慎使用。

天雄散

针对男子失精、腰膝冷痛等症状，可以用天雄散帮助患者补阳摄阴，帮助患者缓解失精、腰膝冷痛等症状。

药物组成： 天雄三两（炮制），白术八两，桂枝六两，龙骨三两。

用法用量： 将上述药物研成细末，每次用酒送服半钱匕，每日三次。如果没有改善当前症状，可以稍微增加服用的剂量以巩固药效。

主要功效： 天雄散作为大热和纯阳属性的药方，其中的桂枝能够帮助补充阳气、增长肾阳之气，白术能够强健培养精气的脾脏，加上用以巩固阴精的龙骨，使阳气不再虚浮。此药方各味药材

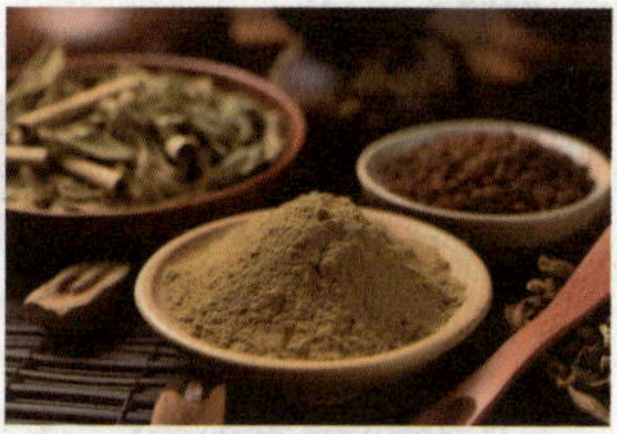

共用，以达到固精止遗的效果，同时能够治疗阳痿、失精等肾虚的症状。

注意事项： 天雄散主要用于治疗阳虚寒凝、腰膝冷痛等症状。使用时应注意患者的体温变化，避免过量服用导致体温过低。体质虚弱者应谨慎使用。

小建中汤

小建中汤主要用于治疗虚劳病，这种病的主要表现为虚劳里急、心悸、腹部痉挛、梦遗、手足燥热、心烦意乱，同时伴随着咽喉肿痛、口干舌燥。

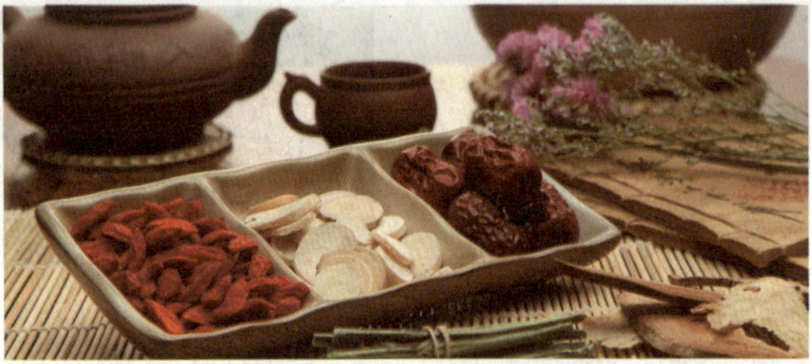

药物组成：三两去皮的桂枝，三两炙烤过的甘草，大枣十二枚，芍药六两，生姜三两，胶饴一升（饴糖三十克）。

用法用量：将药材放入砂锅中，加入七升水，煮取三升后去渣，接着放入胶饴，以微火加热至稍稍融化后，温服一升。每日需要服用三次。

主要功效：此方法能够建立中气，调和阴阳。小建中汤中，桂枝、芍药调和阴阳，胶饴补中益气，能够舒缓腹部痉挛，改善虚弱儿童的体质。在现代医学中，可用于治疗慢性胃炎、十二指肠溃疡、心悸、低血压等。

注意事项：小建中汤主要适用于阴虚及阳或阳虚及阴的患者。使用时应注意患者的消化功能，避免过量服用导致消化不良。脾胃虚寒、呕吐及消化不良者慎用。对于儿童，如有其他症状，需要针对性地增减药材。

黄芪建中汤

黄芪建中汤主要用于

治疗虚劳里急、气血阴阳不足的症状。该方通过补气建中，帮助患者缓解虚劳里急、气血阴阳不足的症状。

药物组成：此方在小建中汤的基础上进行增补，在小建中汤加黄芪一两半，其余的药材如上。胸闷气短可以添加一些生姜；腹部胀满不适者，需要去掉药方中的大枣，加一两半的茯苓；如果肺部不适，可以加三两半夏补气。

用法用量：其用法用量与小建中汤相同。将药材放入砂锅中，加入七升水，煮取三升后去渣，最后放入胶饴，以微火加热至稍稍融化后，温服一升。每日需要服用三次。

主要功效：此药方能够提高免疫力，强健心脏。胶饴建中，能够缓解慢性胃炎、胃溃疡带来的不适；加入半夏后，能够一定程度防治肺结核等疾病；黄芪补气，因此也适用于大病后调理身体、温养脾脏、滋养气血。

注：此方参考《伤寒杂病论会通》（黄竹斋著，中国中医药出版社）。

注意事项：黄芪建中汤主要用于治疗气虚血瘀、腹痛腹泻等症状。使用时应注意患者的消化功能，避免过量服用导致消化不良。体质虚弱者应谨慎使用。

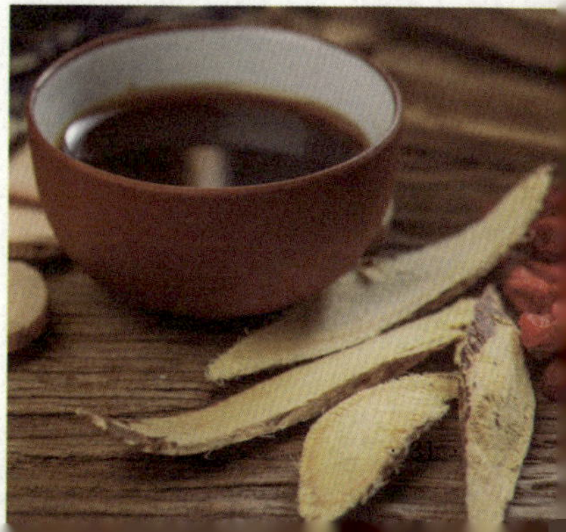

酸枣仁汤

酸枣仁汤可归为养心安神类，治疗虚劳导致的难以入睡、无法安眠的症状。该方具有养阴清热、安神宁心的功效。头晕目眩、失眠心烦的患者，可尝试用此方治疗。

药物组成： 酸枣仁二升，甘草一两，知母二两，茯苓二两，川芎二两，生姜二两。

用法用量： 用水八升煮酸枣仁，取六升放入剩余药物，去渣后取三升，分三次服用。

主要功效： 失眠症大多是肝血不足，阴虚内热所导致。此药方中酸枣仁能够养血补肝，帮助患者安定心神，更好入眠；茯苓能够增强酸枣仁安神的效果；知母帮助患者清热除烦，并且帮助缓解川芎带来的辛燥作用，使川芎滋养气血，同时调养肝脏。因此此方诸药能够起到极好的养肝血、宁心神，促进睡眠，缓解心中闷热烦躁的作用。

注意事项： 酸枣仁汤主要用于治疗失眠多梦、心悸等症状。使用时应注意患者的情绪变化，避免过量服用导致情绪波动。其中添加的一些药草辛燥，因此阴虚火旺者需要小心服用。

《千金翼方》炙甘草汤

此方法原载于《千金翼方》中，但应为张仲景所创。当患者虚劳不足，并且时常出现出汗、胸闷、心悸等症状，说明患者气血虚弱、阴阳不足，无法固卫自守。此病十分凶险，严重者可能在十一日内便会死亡。服用《千金翼方》炙甘草汤，可以通阳复脉、滋阴养血，帮助患者缓解以上症状，并予以急治。

药物组成： 四两甘草炙干，桂枝和生姜各三两，麦门冬和麻仁各半升，人参、阿胶各二两，大枣三十枚，生地黄一斤。

用法用量： 将上述阿胶以外的药物先加七升酒，再加八升水，煮取三升，去渣，再放入阿胶使其溶化，一次温服一升，每日服用三次。

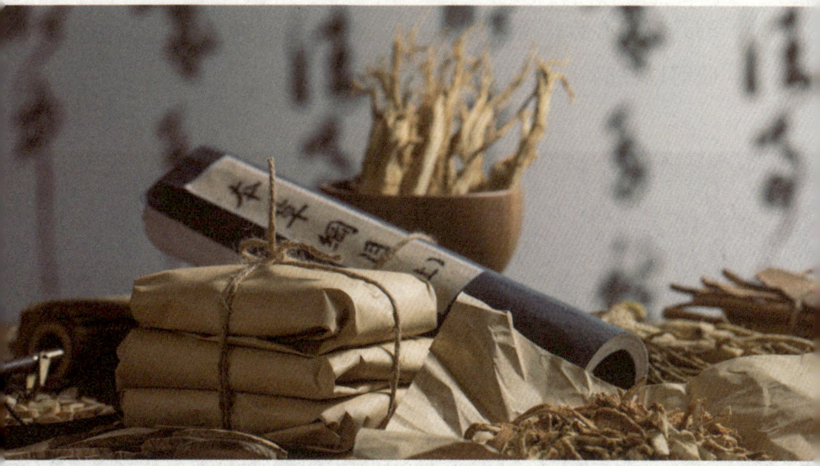

主要功效： 人体的阴血需要阳气推动，此方又称“复脉汤”，因其能够滋补

心血，使血脉充盈。此方用于紧急治疗气血阴阳亏空之症。药方中的炙甘草、桂枝帮助振奋阳气，打通血脉，滋养患者的心气和心血；甘草配上人参，用来巩固患者的元气和心脉；麦门冬、阿胶可以滋阴补血，适用于虚劳不足、汗出胸闷的患者。

注意事项：服用后可能导致患者心情波动，因此需要时刻注意患者的情绪变化。出现干咳无痰，痰中带血等症状时也可用此方，但需要根据医生建议服用药物。

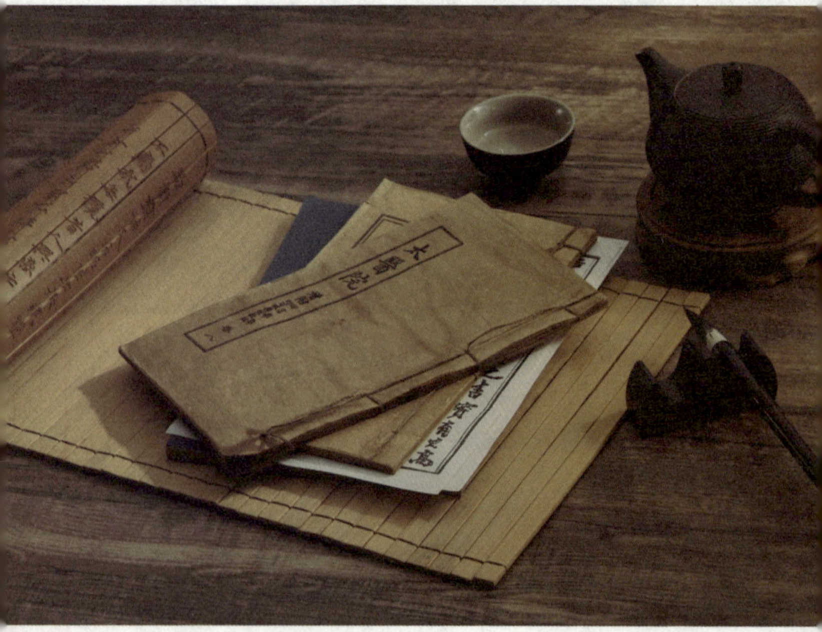

第七章

肺痿肺痈咳嗽上气方

射干麻黄汤

射干麻黄汤主要用于治疗咳嗽气喘、喉咙中有痰且声音像是青蛙的叫声的症状。这种病症在临床上被称为哮喘病。多是寒气淤积在肺部，导致肺部气逆，呼吸中气体相搏造成的。

药物组成： 射干十三枚（也有说三两），麻黄和生姜各四两，细辛、紫菀、款冬花各三两，五味子半升，大枣七枚，经过清洗的大个冰的半夏八枚（也有说用半升的）。

用法用量： 将上述药物加水一斗二升，先煮麻黄至两

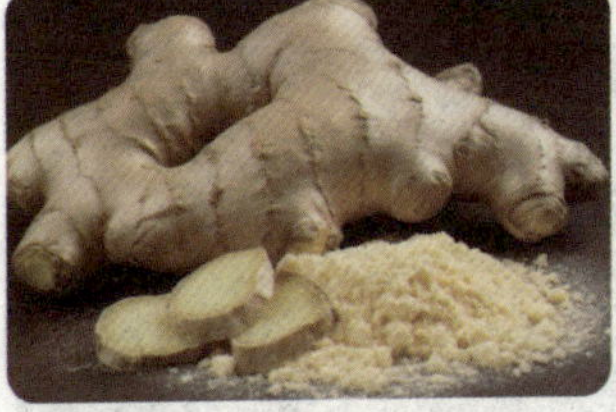

次沸腾，然后去沫，再加入其他药物，煮取三升，分成三次温服。

主要功效：此方是治疗寒饮咳喘的常用有效方剂，具有驱散寒气、化痰宣肺的功效。其中的麻黄、射干与辛温和苦寒相配，宣降肺气；半夏、紫菀用于化解痰结，协同射干降气化痰；生姜、细辛起到了辅助作用；五味子能够防止药性过于耗散而损伤正气；大枣则用于安中调和诸药，使药性散中有收，驱邪而不伤正。

注意事项：射干麻黄汤主要用于治疗风寒咳嗽、痰多等症状。如果过量服用可能会导致呼吸困难，但是对于治疗哮喘十分有效。现代应用于支气管哮喘或慢性支气管炎等。

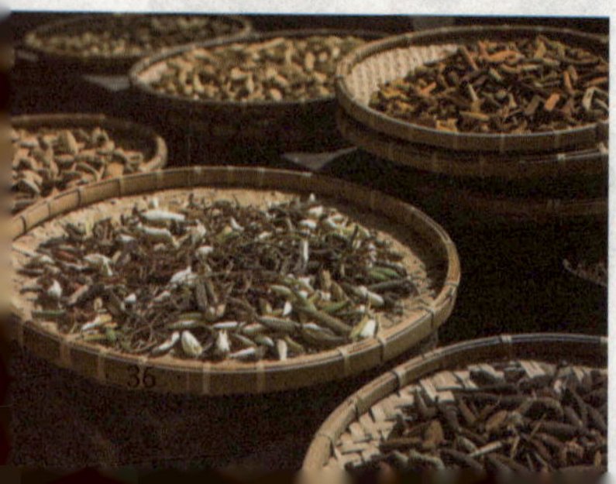

皂荚丸

皂荚丸主要用于治疗咳嗽气喘、痰多难咳的症状。该方帮助患者缓解咳嗽、气急，以及偶尔吐出稠痰的症状。适用于患者坐卧不安、难以入睡的症状。

药物组成：皂荚八两，需要刮掉表皮，然后用酥油炙。

用法用量：将皂荚研末，将其制成梧桐子大小的蜜丸，每次用枣膏和汤送服三颗，每日三次。

主要功效：此方具有祛痰利窍的功效。皂荚性彪悍，被认为能够化解浊痰。因其药性猛烈，故需要制成蜜丸调节药力，同时也用枣膏调和，能够巩固脏腑中的正气。因此每次服用如梧桐子般大小的药丸，缓而攻之。此药服用后能够诱导患者发汗，散除体内风邪，通过发汗而自愈。

注意事项： 因为皂荚药性较猛，且多用于治疗肺部壅堵、痰多的症状，使用时应注意患者的呼吸情况。需要格外注意药量，遵循医嘱服用，防止带来较大的副作用。

厚朴麻黄汤

厚朴麻黄汤主要用于治疗咳嗽气喘、脉浮的症状，其与皂荚丸相比，重点在于脉象虚浮。这种病症倾向于表面的咳嗽和喘气，病机可能是由于受邪气侵袭，风寒

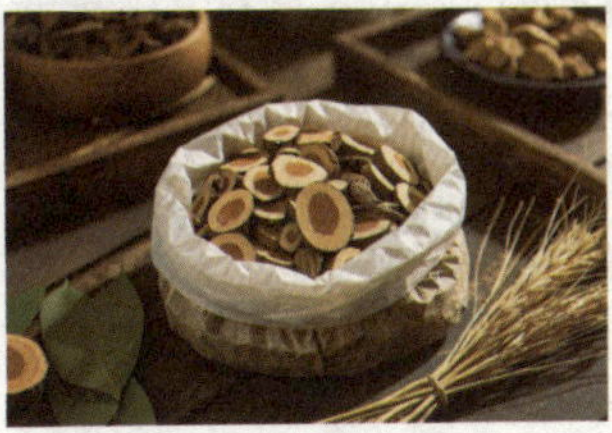

见于体表，因此造成的脉象虚浮。

药物组成： 药材是厚朴五两，麻黄四两，如鸡子大的石膏，杏仁和半夏各半升，干姜二两，细辛二两，小麦一升，五味子半升。

用法用量： 用水一斗二升，先将小麦煮熟，去渣，然后加入其他药物，煮取三升，每日服用三次，每次温服一升。

主要功效： 此方具有散饮降逆、止咳平喘之效。此方由小青龙汤变化而来，其中药材更加常见。厚朴麻黄汤中，厚朴、麻黄能够帮助通气，缓

解喘气的症状，起到宣肺消满的作用；石膏和杏仁能够止咳，宣泄出肺中积郁的热气；干姜、细辛帮助发热，和半夏一起发挥了化痰的功效；小麦则帮助患者安抚中气，以调和药效。

注意事项：阴虚火旺者不宜服用厚朴麻黄汤。此药的目的在于宣肺而非发汗，因此需要根据具体症状判断。服药期间应该忌生冷食物，以免咳嗽症状加重。

麦门冬汤

当患者出现上部有虚火，并且经常咳嗽、喉咙干燥不舒服、喘不上来气的症状，需要服用麦门冬汤，用止逆下气的方法，帮助患者缓解虚火导致的发炎、喘咳等症状。

药物组成：麦门冬七升，半夏一升，人参三两，甘草二两，粳米三合，大枣十二枚。

用法用量：上面的六味药物洗净放入砂锅中，加入一斗二升水，煮取六升，白天三次，夜晚一次，每次服用一升。

主要功效：此药方具有清养肺胃的功效。此病症往往是由阴虚导致火旺，从而产生肺部炎症和喉咙干燥。

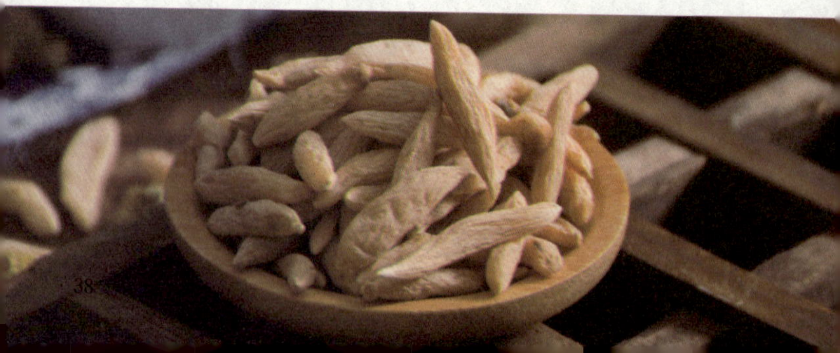

麦门冬具有清养肺胃的作用，能够润肺止咳；半夏作为辅佐，降逆化痰；甘草、大枣、粳米能够促使胃部生津，最终平复虚火。现代用法，往往将此方用于治疗咽喉炎，或者喉咙的异物感。

注意事项： 此方用于滋阴润燥较为有效，若发现舌头干红，舌苔较少，也可以用此方治疗。但是治疗时需注意改善饮食，多吃滋润生津的食物。

越婢加半夏汤

此方可以用于治疗肺胀气，尤其是患者不停喘气，两眼向外突出如脱的症状。患者脉象往往浮大且跳动有力，采用越婢加半夏汤能够有效缓解此症状。

药物组成： 麻黄六两，

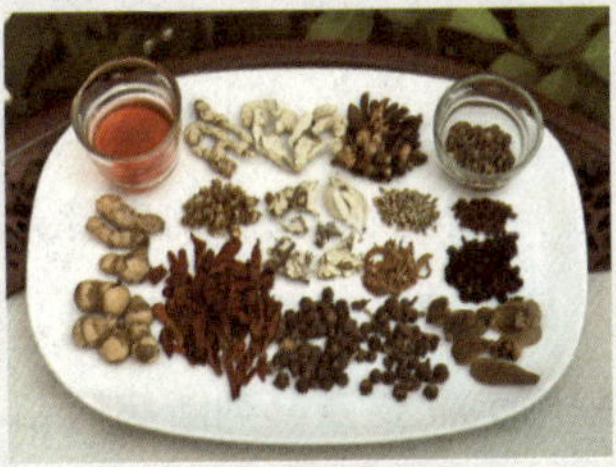

生姜三两，石膏半斤，大枣十五枚，甘草二两，半夏半升。

用法用量： 用水六升，先将麻黄放入砂锅中煮，撇去上层的浮沫和杂质，然后加入其他药物，煮取三升，分成三次温服，早中晚各服一升。

主要功效： 此药方适用于肺胀，也就是一些慢性支气管炎，或者肺源性心脏病等，能够宣肺泄热。其中的麻黄、石膏能够缓解喘气，石膏辛散郁热，能够帮助散去郁热。生姜在其中起到辅助作用，帮助发挥麻黄和半夏的药力。

注意事项：此药方往往用于病势发作较急的患者，并且需要及时发现并医治。服用前需要谨慎判断病情和症状是否符合。半夏含有毒性，需要炮制后使用，且不能与乌头同用。

《千金》甘草汤

《千金》甘草汤原本记载于《肘后备急方》中。其功效多样，主要是医治肺痿，以及患者不停咳嗽，并且吐涎沫，喉咙发干和口渴的症状。该方能够清热泻火、解毒缓痛，帮助患者缓解肺痿轻证的症状。

药物组成：此药物组成简单，且药材实用，仅需生甘草二两，无须炙干。

用法用量：加入三升水

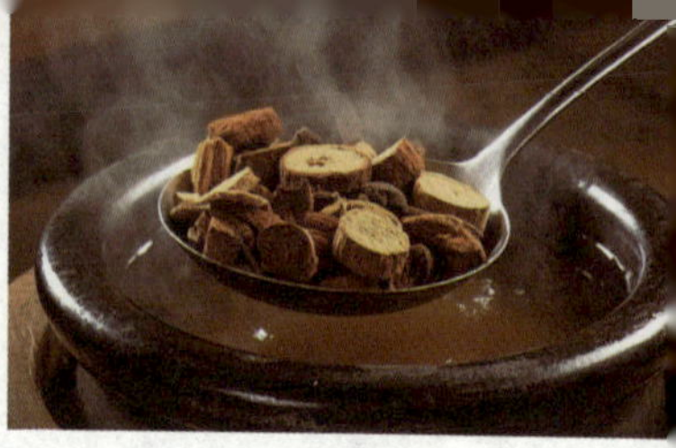

煎煮甘草，煮到水减少到一半的时候，可以分成三次温服。

主要功效：甘草清热泻火，同时还具有解毒功效，甘草汤能够滋养肺部、平咳、祛痰。在《伤寒论》中，还论及其具有治疗咽喉疼痛，或者其他部位炎症的功效。其能够与治疗肺痿的原则相一致，对于治疗肺部疾病有一定的效果。

注意事项：甘草汤长期服用可能会出现水肿，因此水肿者或者体内湿热者不宜服用。服用时需要控制剂量和服用时间，不建议长期服用。

《千金》生姜甘草汤

生姜甘草汤是炙甘草汤的一个变方，是一种复方甘草汤。其功效和针对的症状有所不同。其主要功效与上述甘草汤一致，针对因为肺中寒冷而导致的肺部虚寒，起到润燥止渴、防治肺痿的作用。

药物组成：生姜五两，人参三两，甘草四两，大枣十五枚。

用法用量：上述药物全部放入砂锅中，加入七升水，用小火煮后剩药液三升，分成三次温热服用。

主要功效：此方诸药具有补脾益气、化痰止咳的功效。

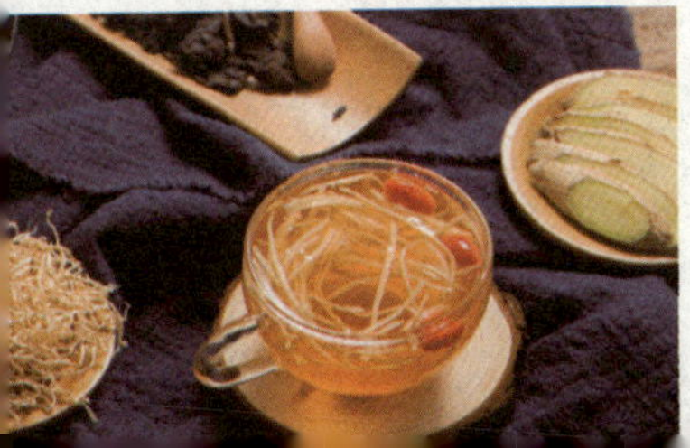

其中重用生姜和人参，调和脾脏和胃部，滋补身体中的气，同时能够润肺止渴，减少口渴口干的症状。多种药材共同作用促进胃部产生津液，平复肺气。

注意事项：《千金》生姜甘草汤可以用于治疗脾胃虚寒、腹痛腹泻等症状。使用时应注意患者的消化功能，避免过量服用导致消化不良。脾胃虚寒者应谨慎使用。

《千金》桂枝去芍药加皂角汤

《千金》桂枝去芍药加皂角汤与生姜甘草汤都是用于治疗肺痿吐涎沫的药方，区别在于此药方所针对的症状不包括咳嗽不止。此方通过温阳行气、消除顽痰，帮助患者缓解相关症状。

药物组成： 桂枝三两，生姜三两，甘草二两，大枣十枚，皂荚一枚（需要去皮，然后炙烤到微微发焦）。

用法用量： 将上述药物加水七升，并用微火或者小火煮，直到剩药液三升，分三次温服。

主要功效： 此药方药性偏温和，因此适合驱散肺中虚寒。药方中的桂枝和甘草味辛甘，能够化解淤积，使体内阳气得以增长流动；生姜有补益功效，能够温润肺部；大枣强健脾脏。这三味药剂相和，能够治疗肺痿之本。皂荚则用来治疗咳痰和流涎的症状。

注意事项： 本药方药性猛烈，其效用目前仍有争议，因其不确定能否用于虚寒的肺痿。

《外台》桔梗白散

《外台》桔梗白散主要用于治疗肺痈，即咳嗽、咽喉干燥，但患者不觉得口渴，还伴随着如米粥一样浓稠的吐脓。这个方法主要通过温寒逐水、除痰破结，帮助患者缓解肺痈的症状。

药物组成： 桔梗、贝母各三分，巴豆一分（去皮，熬制并研磨至脂状）。

用法用量： 将上述药物研成细末，身体强健的人，可以每次服用半钱匕，身体虚弱的人需要药量减半。服药后，病灶在胸膈上部的人可能会吐脓血，病灶积于胸膈下方的患者可以将病灶泻出。如果服用后腹泻不止，需要喝一杯冷水来帮助缓解。

主要功效：此方主治病症与之前几条相通。本方是论述湿热火毒肺痈的辨证论治。寒痰冷饮积聚在肺部，时间久了便会化热而导致腐败，导致胸口闷痛和腥臭的黄痰。方中采用了大量桔梗、贝母，起到了清除内热、帮助化痰的作用，并且有利于脓疮排出。巴豆药性猛，能将肺部积郁从下排出。

注意事项：此方对于治疗肺痈有奇效，且药效强劲见效快。但是如果身体较虚弱、正气不实，需要谨慎使用。

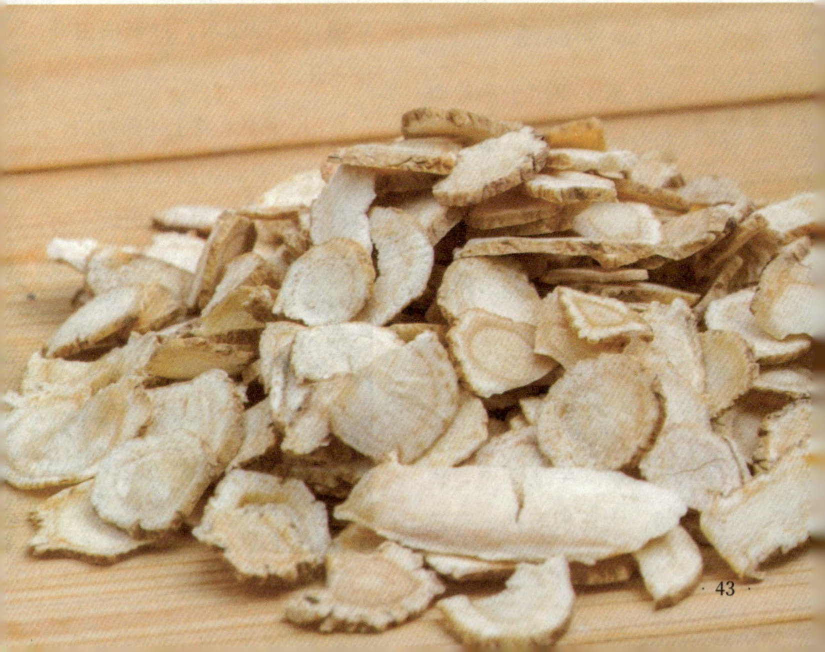

第八章

奔豚气病方

奔豚汤

奔豚汤主要用于治疗奔豚气病发作时，气从腹部冲上胸部导致的腹部疼痛、往来寒热的症状。该方具有养血平肝、和胃降逆的功效，帮助患者缓解奔豚气上冲胸、腹痛等症状。

药物组成：甘草、川芎、当归各二两，半夏四两，黄芩二两，生葛根五两，芍药二两，生姜四两，甘李根白皮一升。

用法用量：将上述药物加水二斗，煮到剩药液五升，每日三次温服，每次一升。

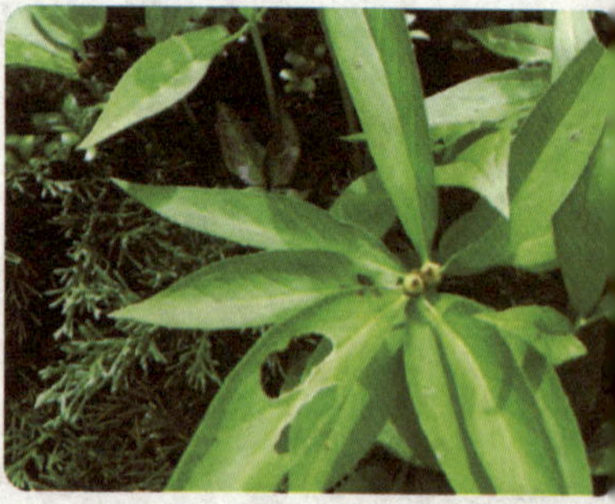

主要功效：当归、芍药能够柔肝、滋养血脉；半夏、生姜用以调和脾胃；川芎与当归、白芍搭配在一起，能够促进体内血气运行顺畅，帮助排出体内浊气逆行；甘李根白皮是药方中主要的成分，味道苦涩，性寒，能够攻治腹部逆行的气。诸味药材药性偏寒，而奔豚气病性热，因此药效明显。

注意事项：服用此方需要注意饮食，不可饮酒，要减少食用羊肉、生葱等食物，以免促使病症复发。

桂枝加桂汤

桂枝加桂汤主要用于治疗发汗后烧针导致的寒气侵入烧针处造成的气冲心胸的症状，患者烧针处往往呈现出红肿状。该方具有调达营卫、平冲降逆的功效，帮助患者缓解奔豚气上冲胸的症状。

药物组成：桂枝五两，炙甘草二两，生姜和芍药各三两，大枣十二枚。

用法用量：将上述药物加水七升，微火煮后，取三升药液，去渣后温服一升。

主要功效：桂枝加桂汤通过桂枝、芍药解开局部瘀滞的血气，甘草、生姜用以对抗逆行的气带来的阴寒，起到助阳气、调整内脏中的气血、活化血脉的作用，以缓解病症带来的心肾损伤。

注意事项：此药方需

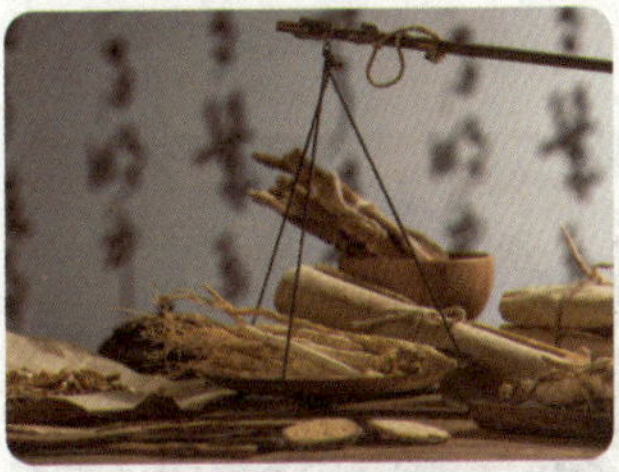

与灸法共同使用，治疗时应先灸一下有红肿的、针刺过的地方，然后再服用桂枝加桂汤，使药效更好地发挥作用。

茯苓桂枝甘草大枣汤

一些患者使用汗法治疗后并未痊愈，而是出现了脐下悸或跳动的症状，这也是一种奔豚病，可以通过茯苓桂枝甘草大枣汤治疗。该方具有通阳降逆、培中制水的功效，帮助患者缓解跳动感，防止气向上冲逆。

药物组成：茯苓半斤，炙甘草二两，大枣十五枚，桂枝四两。

用法用量：上述药物需要先加一斗甘澜水，先煮茯苓，等到水减少二升后，加入其他药物，煮取三升之后过滤药渣杂质，温服一升，每日三次。甘澜水的制作方法简易，将二斗水放在大盆中，用木勺不停扬起，等到水面上出现水珠，取之即为甘澜水。现代不必用这个方法取水。

主要功效：此方中采用大量茯苓、桂枝，能够帮助人体温阳化气，从而减少从下而上逆行的气；而甘草、大枣具有相似的压制逆行的效果；甘澜水性阳，从阴阳理论来讲，能够帮助平息在身体中冲撞逆行的力量，起到预先防治的作用。

注意事项：茯苓桂枝甘草大枣汤对于阴虚火旺者，应谨慎使用，同时需参考其他药方提到的忌食食物。

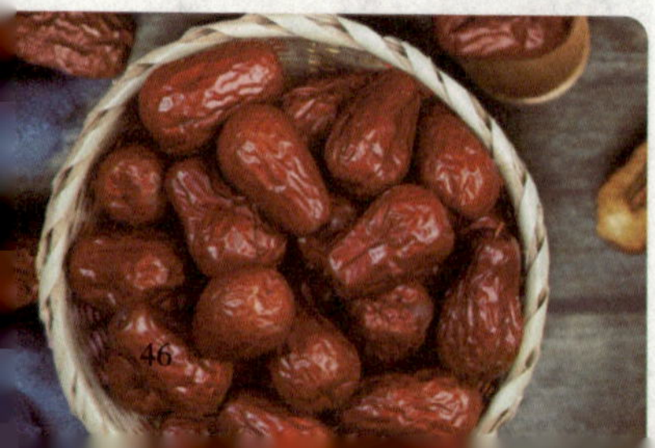

第九章

胸痹心痛短气方

瓜蒌薤白白酒汤

瓜蒌薤白白酒汤主要用于治疗胸痹病，其症状往往呈现为呼吸急促、患者往往感受到胸背部的疼痛并且时常喘不上气。其脉体细小，且滞涩躁动。该方具有通阳散结、豁痰下气的功效，帮助患者缓解胸闷气短的症状。

药物组成：一枚捣碎的瓜蒌实，薤白半斤，白酒七升。

用法用量：将上述药物加水一同煮沸，取二升药液，分两次温服。

主要功效：胸痹类似于冠

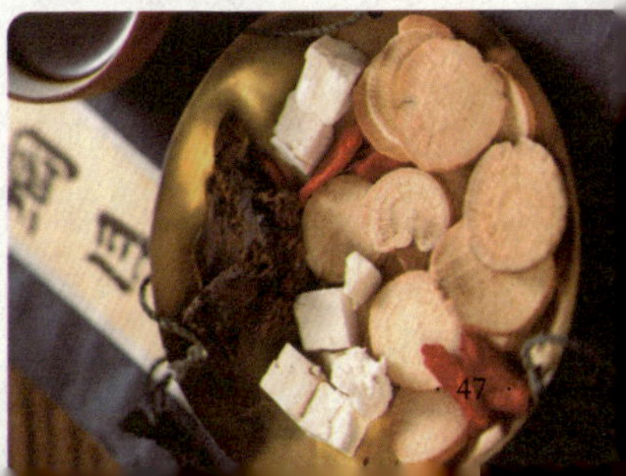

心病，往往感觉胸口阳气运行滞涩积郁。此方中特以瓜蒌实来凉润下行，而白酒味道清透，薤白柔和，因此能够滋润心肺，温阳散滞，促进全身的阳气运行流通。

注意事项： 瓜蒌薤白白酒汤主要用于治疗胸痹、心痛等症状。过量服用可能会导致心脏负担加重。

瓜蒌薤白半夏汤

瓜蒌薤白半夏汤同上一方效果相似，能够治疗心脏不适导致不能卧的症状，缓解胸前和背后的牵引到脊椎的疼痛，该方通阳散结、逐饮降逆，帮助患者缓解胸痹不得卧、心痛彻背的症状。

药物组成： 此药方由瓜蒌薤白白酒汤药方变化而来。一枚捣碎的瓜蒌实，薤白三

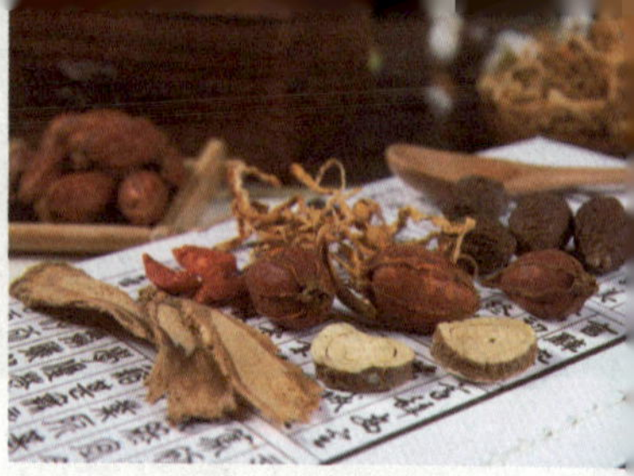

两，半夏半升，白酒一斗。

用法用量： 将上述药物加水同煮，取四升药液，温服一升，每日三次。

主要功效： 药方中的生半夏具有很强的温化瘀痰的作用，并且能振奋体内阳气，促进阳气开通；薤白具有柔和和阻止逆行之气的功效。整体上来讲，此方能够温阳，发散阳气，化去体内郁结的气，促进阳气流通。

注意事项： 同前一药方相比，此药针对症状为胸背疼痛转变为心痛，甚至牵引起脊背疼痛，因此服用时需要对症状加以甄别。

枳实栝楼薤白桂枝汤

枳实栝楼薤白桂枝汤主要针对转不过气来的心痹，与以上两方效果相似。气结留在胸部，导致胸闷气冲的症状，可以用此方，或是人参汤主治。

药物组成：栝楼一枚捣碎，枳实四枚，厚朴四两，薤白半斤，桂枝一两。

用法用量：将上述药物加水五升，先煮枳实、厚朴，取二升后去掉药渣，加入其他药物，煮数沸，分三次温服。

主要功效：该方中的枳实、厚朴能够帮助排出胸中积攒的气，具有泄满降逆的功效；方中没有添加白酒，因此不会加重胸部胀满的症状；薤白、桂枝具有宣通温化的作用，在疏通阳气时，能够使中下部的阴气不至于逆行。

注意事项：此方中未添加白酒，因为酒性不利于治疗中下二焦的气逆之症，因此服药时，也需要注意不要饮酒，以免导致药力失效。

人参汤

人参汤具有补中助阳的功效，同时也能够帮助缓解心痹和心痛的症状。

药物组成：人参、甘草、干姜、白术各三两。

用法用量：将上述药物加八升水，煮沸后取三升过滤，温服一升，每日三次。

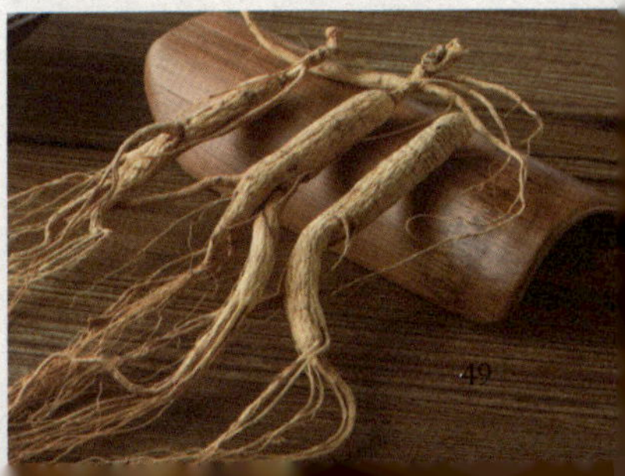

主要功效： 人参汤最主要的功效，就是补血益气，帮助体内阳气运行。人参、白术补中顺气，补足脾胃中的气，能够缓解胸满症状。

注意事项： 人参汤也可用于治疗气虚等症状。使用时应注意患者的心脏功能，避免过量服用导致心脏负担加重。

茯苓杏仁甘草汤

主要用于治疗胸部烦闷、呼吸不顺畅及短气的症状。这类症状属于胸痹轻症，可以用茯苓杏仁甘草汤主治，也可以用橘皮枳实生姜汤治疗。

药物组成： 茯苓三两，杏仁五十个，甘草一两。

用法用量： 将上述药物加水一斗，煮取五升，温服一

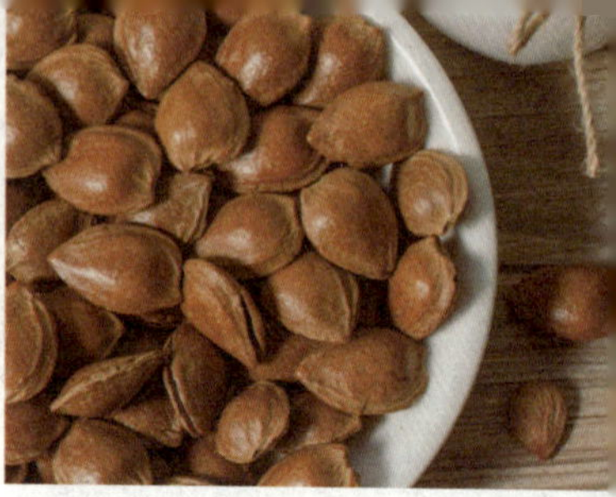

升，每日三次。如果没有效果，需要再次服用。

主要功效： 此药方能够宣肺利水。杏仁具有滋润肺部、疏通肺气的作用，缓解咳嗽、小便不利等症状；茯苓温热化饮，与甘草一同中和药性，因此能够防治胸部气闷，使气运行顺畅。

注意事项： 在使用此方时，需要根据病情选择添加或者增减药物，或者搭配瓜蒌、薤白、半夏等运用。

橘皮枳实生姜汤

橘皮枳实生姜汤与茯苓杏仁甘草汤效用相同，主要

用于治疗胸痹、胸中气塞、短气的症状，缓解喘息咳嗽导致的胸部和背部疼痛。较前者对有较明显的胸闷气短的症状效果更加明显。

药物组成：橘皮一斤，枳实三两，生姜半斤。

用法用量：将上述药物加水五升，煮取二升，分两次温服。

主要功效：此药能够行气化饮、和胃降逆。当胃部的气受到阻塞，难以运行的时候，往往会导致呕吐、气逆等症状，橘皮调和肠胃，枳实行气散饮，生姜性辛，因此能够促进胃部阳气运转，防治气逆。

注意事项：当病情主要表现为胃部不适，或是其他消化器官不适时，需要用此方；若是肺部或胸部不适，使用茯苓杏仁甘草汤为宜。

薏苡附子散

薏苡附子散主要用于急性发作的胸痹症状，特别是针对紧急情况。该方散寒除

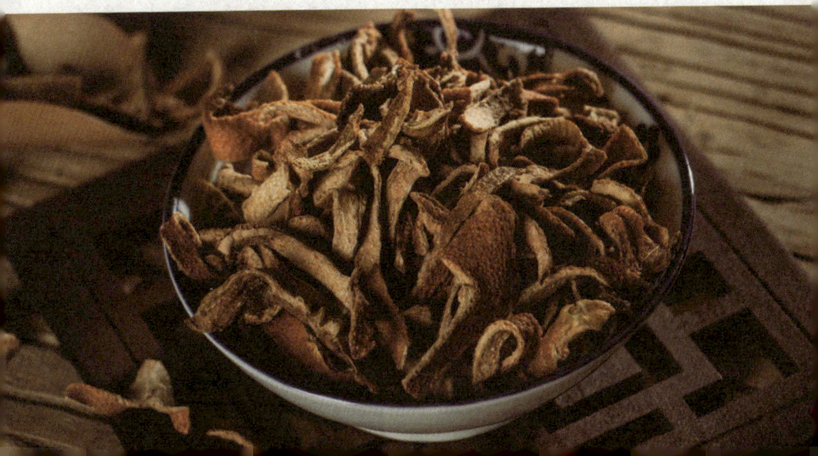

湿、通阳止痛，帮助患者平息喘咳，缓解疼痛。

药物组成：薏苡仁十五两，炮制后的大附子十枚。

用法用量：将大附子和薏苡仁研磨成细末，每次服方寸匕，每日三次。

主要功效：药方中的薏苡仁具有泄热除湿的功效，缓解患者的筋脉痉挛，减轻其胸背疼痛；其中重用炮制大附子十枚，能够帮助阳气运行，活血生津，因此能够散结消肿。两味药剂量较重，能促使寒气和湿气下行，减轻胸部的不适。

注意事项：现代医学中，此药也能医治结肠类炎症，如慢性结肠炎、脓性疮疡等。但此药性猛，仅可用于治疗急症。

桂枝生姜枳实汤

桂枝生姜枳实汤主要用于心脏和胸部憋闷，伴随着窒息痛感的症状。此病症由于心下的水和寒气向上逆冲至心胸部位而诱发。该方通过温化水饮、下气降逆，帮助患者缓解心中痞、诸逆心悬痛的症状。

药物组成：桂枝、生姜各三两，枳实五枚。

用法用量：将上述药物加水六升，煮取三升，分三次温服。

主要功效：桂枝、生姜为辛温之物，用于药中，能够恢复心阳，使血脉温通，

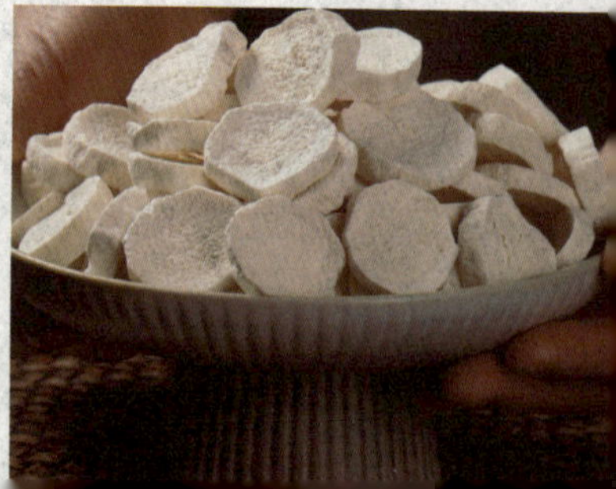

从而使气的运行更平稳，不至于产生上逆。而生姜于胃部有益，能够帮助散去身体中滞留的湿气。枳实加以辅助，从而解开气结，抚平逆气，缓解心口疼痛。

注意事项： 服用时需要仔细辨别症状，以免误用药性相冲的药方，严重者可致死。

乌头赤石脂丸

乌头赤石脂丸主要用于治疗心窝疼痛牵引到背部、背痛牵引到心窝的症状，此症状为最严重的胸痹。该方通过温阳散寒、峻逐阴邪，帮患者缓解心背同时作痛的病症。

药物组成： 蜀椒一两（亦说二分），乌头一分（炮制），附子半两炮制（亦

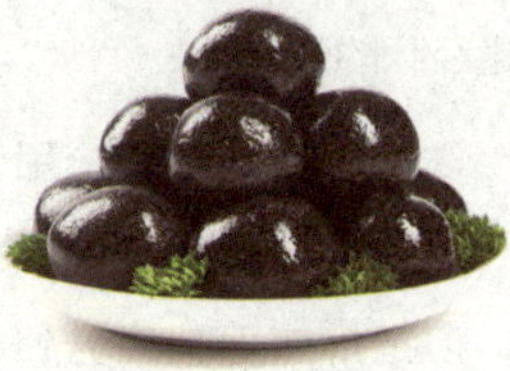

说一分），干姜一两（亦说一分），赤石脂一两（亦说二分）。

用法用量： 将上述药物研成细末，炼蜜为丸，丸子须如桐子般大小，每次服一丸，每日三次。如果没有效果，需要适当增加剂量。

主要功效： 乌头、附子有温阳之效，能够祛除心膈、上焦部位的湿气，避免此处湿气过盛。此外，附子能够稍微振奋身体中的阳气，使邪气不至于同时侵袭内外，缓解心脏疼痛。蜀椒、干姜辛热，能够在一定程度上驱

散经脉中的寒气，从而实现疏通经脉的效果。

注意事项：此药方用于最严重的一种胸痹，症状虽短，但是疼痛更甚。另外，此药药效峻急，且乌头、附子具有一定毒性，需要控制剂量避免中毒和猛烈药性。

九痛丸

九痛丸功效较广泛，主要治疗九种心痛的症状，包括虫心痛、风心痛、心脏悸痛等等。此方也可治疗毒气导致的腹部胀痛，心胸部位发冷，感觉心中瘀血阻滞等病症。

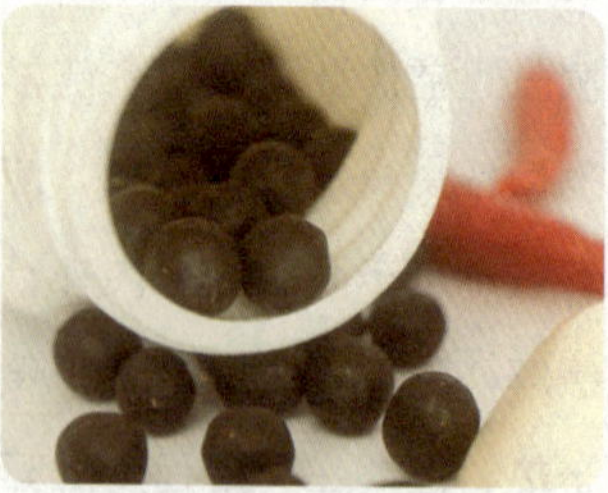

药物组成：炮制后的附子三两，生狼牙一两（炙香），巴豆一两（去皮心，熬制，研磨成脂状），人参、干姜、吴茱萸各一两。

用法用量：将上述药物研成细末，炼成桐子大小的蜜丸，以酒服用。

主要功效：此药能够温阳散寒，甚至具有杀虫的功效。巴豆、附子味辛性温，因此具有温通的效果，能够祛除五脏六腑中的沉疴寒气，而茱萸、干姜、狼牙能够驱散心胸中积聚的冷气，缓解心胸闷痛，治疗卒中恶。

注意事项：身体强健之人可以服用三丸，每日服用三次；身体虚弱之人每次服用两丸即可。需根据自身体质判断服用数量。

第十章

腹满寒疝宿食方

附子粳米汤

附子粳米汤主要用于治疗胸部和胁下感到胀满甚至疼痛，有时出现呕吐的症状。此症状表现为病人体内，特别是腹部寒气导致肠胃异响，并且使腹部产生剧烈疼痛。

药物组成：附子一枚（炮制），半夏半升，甘草一两，大枣十枚，粳米半升。

用法用量：将上述药物加水八升，煮到米熟后，过滤去渣，温服一升，每日三次。

主要功效：此药方具有散寒功效。附子味辛，能够驱散寒气；其性温，能够抑制气逆行达到温中止痛的效果。半夏亦有降逆之效，祛除湿气和

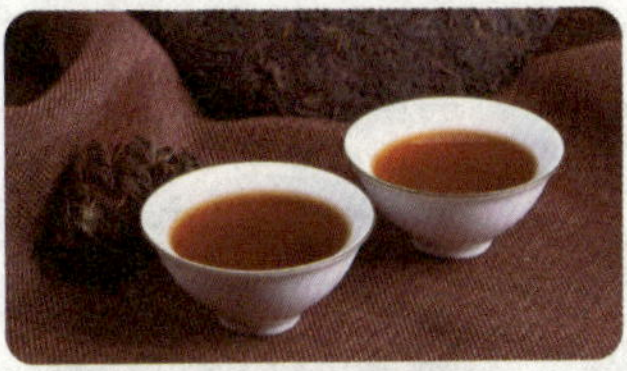

水，缓解患者的呕吐症状。其他药材对身体有补益作用，强健脾胃，增强药效。

注意事项：根据病人病情，可以适当调整药方，如对于寒气重的病人可以添加生姜或者蜀椒驱散寒气。

厚朴三物汤

厚朴三物汤主要用于治疗腹痛而闭的症状，症状主要表现为腹胀或者腹痛，并且大便不顺。该方法通过行气除满，帮助患者缓解腹部气行不畅的症状。

药物组成：厚朴八两，大黄四两，枳实五枚。

用法用量：将上述药物加水一斗二升，先煮厚朴、枳实，然后取五升药汤，加入大黄，煮取三升，温服一升。

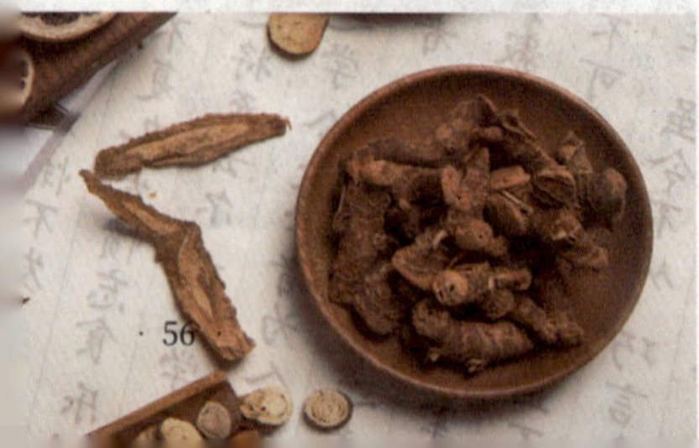

主要功效：厚朴、枳实能够促使气在体内运行，大黄具有泻热和通便的功效，合用以驱散风寒入腹形成的里热积滞，帮助患者泻出内热，贯通五脏六腑的气，减轻腹部胀满感。

注意事项：外感或实热内盛者不宜用，阴虚火旺者不宜用。

大柴胡汤

大柴胡汤针对症状需要结合临床。按压病人心下胃部和两胁部之间，如果出现胀痛感，则需要用大柴胡汤治疗实证。

药物组成：柴胡半斤，清洗干净的半夏半升，黄芩和芍药各三两，炙烤过的枳实四枚，

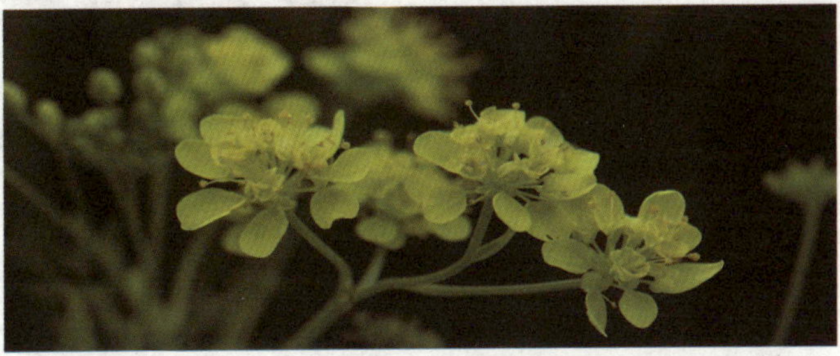

大黄二两，大枣十二枚，生姜五两。

用法用量：将上述药物加水一斗二升，煮开后取其中六升，去渣后温服一升，每日三次。

主要功效：大柴胡汤能够化解体内实热。药方中的生姜、半夏能够缓解阳邪；枳实、大黄能够化开热结，破解实证；大枣主要用于安中，和其他药物并用，能够清泻体内热气，化解热结。

注意事项：此药方的适用范围已经逐渐扩大，如大便不顺、口焦舌燥等症状，可以在此药方的基础上稍微增加芒硝，实现通便和排出体内热气的效果。

大建中汤

大建中汤主要用于治疗心胸部位寒气较盛的病人。此症状还伴随着剧烈疼痛，使人呕吐，难以进食；有的病人腹部因为气冲而出现块状物，移动和触碰时会产生剧烈疼痛。

药物组成：蜀椒二合（去汗），人参二两，干姜四两。

用法用量：将上述药物加四升水，煮开后取二升，去渣后加入胶饴一升，用小火煎，然后取一升半，分两次温服。过一顿饭的时间，可以让患者喝两升粥，然后再服药。每天吃粥的时候，需要注意保温。

主要功效：此药方具有温中补虚的效果，能够有效针对因为腹中寒气导致的疼痛和肿胀。大建中汤中的胶饴能够补足中气，防治阳虚阴寒。蜀椒、干姜辛热，能够协助体内寒气发散，减少疼痛感。

注意事项：制作汤药时，需要去除蜀椒的毒性，炮制蜀椒时需要炒到发出响声，并且有油析出。如果患者有呕吐症状，也可以添加半夏、生姜。药方可根据症状灵活调整。

大黄附子汤

大黄附子汤主要用于治疗病人一侧胁下疼痛的情况，由于寒气聚集在腹中难以排

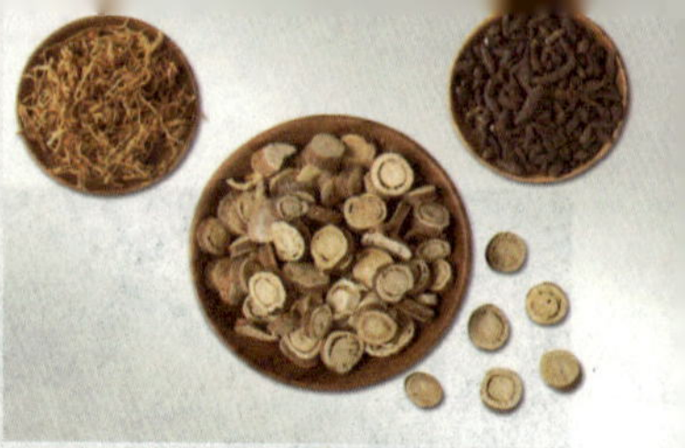

出，此病症往往伴随着发热的症状，因此应该用温下法进行治疗。

药物组成：大黄三两，炮制的附子三枚，细辛二两。

用法用量：将上述药物加水五升煎煮，煮取二升，分三次温服。

主要功效：此药方中的附子、细辛味辛性热，能够温阳祛寒，除去经脉中的瘀滞，具有较强的止痛效果。大黄与这两味同用，压制寒凉的药性，促进排便泻结，泄出体内寒气。

注意事项：身体强壮者可以取二升半汤药，分三次服用。如果服药后腹痛，需要在

汤药中添加桂枝、白芍，活血止痛。

赤丸

赤丸主要用于治疗体寒、寒气过盛，阴气和阳气不顺，无法调和的症状，或患者出现四肢发冷、气逆的症状。

药物组成：茯苓四两，炮制的乌头二两，洗净的半夏四两（有的药方用桂枝、细辛一两）（但在《千金方》上记载为人参一两）。

用法用量：将上述药物研成细末，添加朱砂上色，将药炼成麻子大的蜜丸，先以酒服下三丸，晚上再服一丸。如果没有效果，可以稍微增加剂量。

主要功效：乌头、细辛辛温，帮助患者排出体内寒气，缓解寒湿聚集在腹中产生的腹痛；茯苓、半夏能够促使水饮下行，减少呕吐和气逆。蜜丸外层的朱砂与其他药物配合，起到散寒止痛、化饮降逆的功效。适用于寒气厥逆的患者。

注意事项：此药需要注意

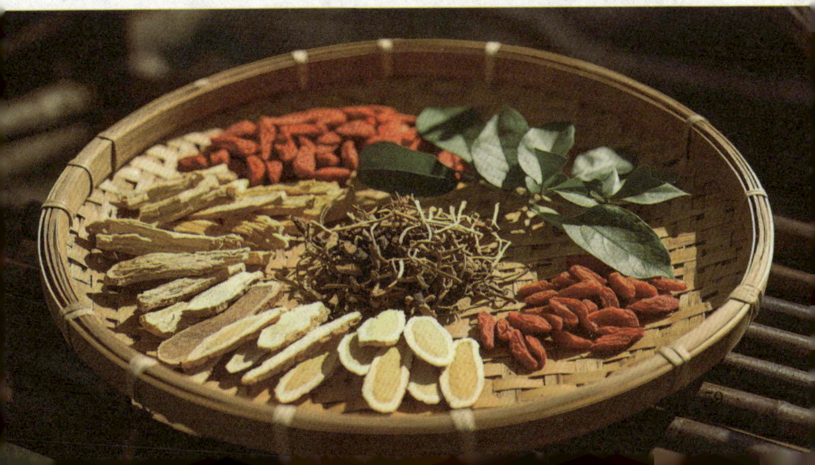

服用方法，乌头需经过炮制后才可以入药，因其自身略带毒性，如处理不慎与酒同服容易中毒。另外，此药方记载过于简略，须谨慎使用。

乌头煎

乌头煎主要用于治疗寒疝病发作时脐周剧烈疼痛，病人在疼痛发作时伴随冷汗，体内寒邪阳气无法调和，因此手脚发冷，食欲不振。

药物组成：乌头五枚，经过熬制后去皮，不破碎。

用法用量：将乌头加水三升，煮取一升，去渣后加入蜜二升，将水汽煎干，从中取两升，每日服用一次，如果效果不好，需要第二天再次服用，不能一天服用两次。

主要功效：乌头性辛热，能够温经散寒、止痛，蜂蜜则能缓和乌头的毒性，并增强其药效。方中乌头与蜂蜜同煎，既能增强体内的阳气，驱散寒气，又能减轻乌头的毒性。两味相和，能够治疗沉积已久的寒气，减少寒疝病发作的疼痛。

注意事项：身体强壮的人一次服用七合，身体虚弱的人一次服用五合。切记要根据病人体质，谨慎用药。

当归生姜羊肉汤

寒疝病患者出现腹部疼痛，甚至牵引至胁部疼痛、腹部有拘急感，可以饮用当归生姜羊肉汤治疗。该方能够养血散寒，补血益气。

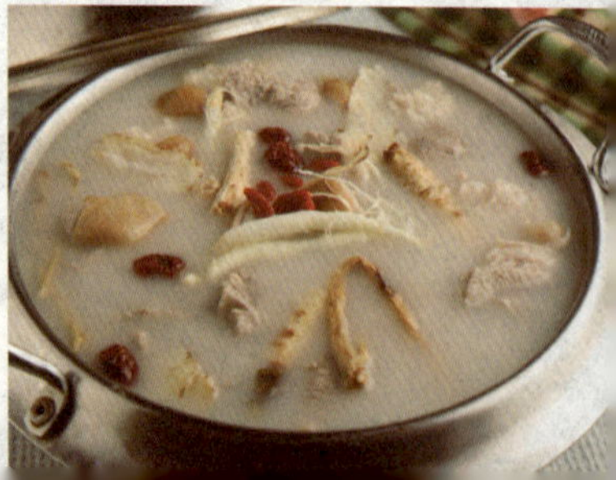

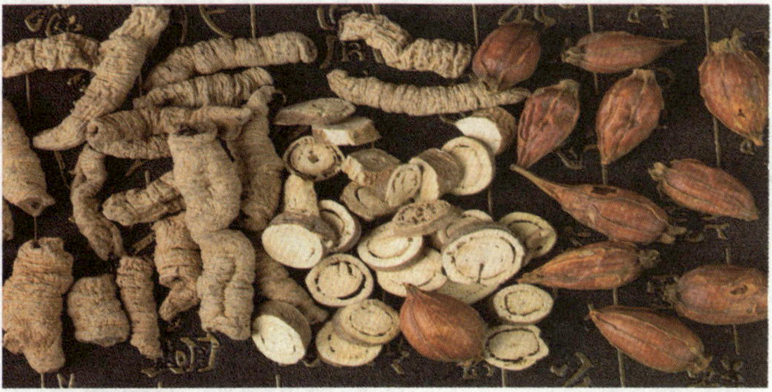

药物组成：当归三两，生姜五两，羊肉一斤。

用法用量：将以上三味药加水八升煎煮，取三升药液，温服七合，每日三次。

主要功效：当归生姜羊肉汤主要用于治疗血虚寒凝引起的寒疝腹痛。方中，当归发挥养血活血功效，疏通血脉中滞涩之处；生姜驱寒止痛，羊肉补虚温阳，气味浓郁。三者合用，能够补血益气，滋养肝脾。

注意事项：如果患者体内寒气较重，可在药方中增加生姜到一斤；如果患者出现呕吐和疼痛的症状，可加橘皮二两、白术一两，增强药力。加生姜的，需额外加水五升。

乌头桂枝汤

当寒疝患者出现腹部疼痛、手足麻木冰冷，甚至全身疼痛等症状，可以先用针灸和其他药物治疗，如果治疗无效，可用乌头桂枝汤治疗。该方通过驱寒止痛、散寒解表，帮助患者缓解寒疝腹中痛、逆冷等症状。

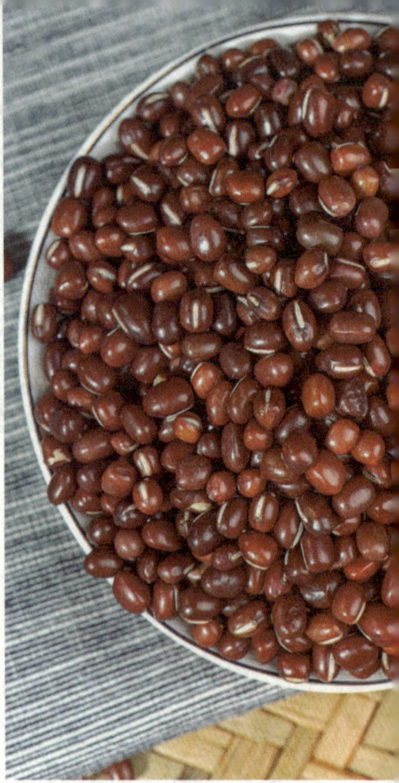

药物组成： 此药为乌头和桂枝汤复合而成。

用法用量： 乌头需要用二斤蜜，煎至药液减半，去掉药渣，加上桂枝汤（桂枝、芍药、生姜、大枣、甘草）稀释，得到一升药液。初次服用二合；若无明显反应，增至三合；仍无效，可加至五合。

主要功效： 寒疝腹痛的病因是身体内部阴气和寒气过盛，从而导致阳气受到阻碍。乌头味辛性热，具有温经散寒、止痛的重要功效，能够驱散沉积的寒气，缓解腹部疼痛；桂枝汤能够散去体表寒气。这两味药性相和，调和气血，舒展阳气，驱散四肢冰凉感。

注意事项： 乌头含有毒性，使用时需控制剂量，特别是体质虚弱者应减少剂量；如果服药后出现呕吐或者醉酒症状，说明药效已发挥作用，应停止服药。

瓜蒂散

瓜蒂散主要用于治疗食

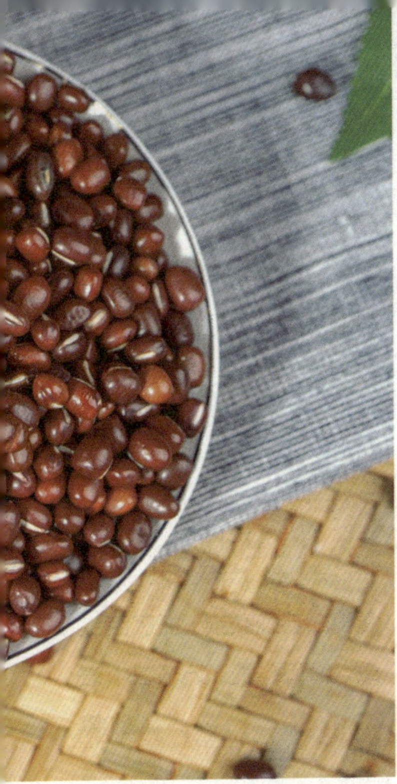

物不消化，且在胃的上部堆积的症状。此病症需要用吐法治疗，瓜蒂散属于较为实用的方法。

药物组成：瓜蒂一分熬黄，赤小豆一分煮熟。

用法用量：将瓜蒂和赤小豆研成细末，用香豉七合煮熟取汁，与药末混合，每次服用一钱匕。如果患者没有呕吐，需要稍微增加剂量，直到患者将胃中积食吐出便可停药。

主要功效：瓜蒂味道苦涩，性寒，因此能够催吐、导出胃中堆积的食物；赤小豆有利于消除身体水肿，排出水分，辅助瓜蒂清除宿食；香豉汁能够调和药性，增强药效。三者合用，通过催吐的方式清除胃中停滞的宿食，适用于宿食停滞、胃脘胀满等症状。

注意事项：此方法用作催吐剂，对胃部刺激较大，脾胃虚弱者应避免使用；年老体弱者也需减量使用，避免过度催吐导致身体虚弱。

第十一章

五脏风寒积聚方

旋覆花汤方

旋覆花汤方主要用于治疗肝病。患者常感胸部不适，喜欢用手按压胸部，且在病情未加重时，只想喝热饮。此病的病因是肝气郁结、气血不畅。

药物组成： 旋覆花三两，葱十四根，新绛少许。

用法用量： 将旋覆花、葱和新绛加三升水煎煮，煮取一升，每顿取药液温服。

主要功效： 此汤药中的旋覆花具有行气活血的功效，还能帮助疏通肝脏，梳理气血，排出胸中郁气；葱辛温通阳，帮助散结通络；新绛通筋活络，疏通滞涩

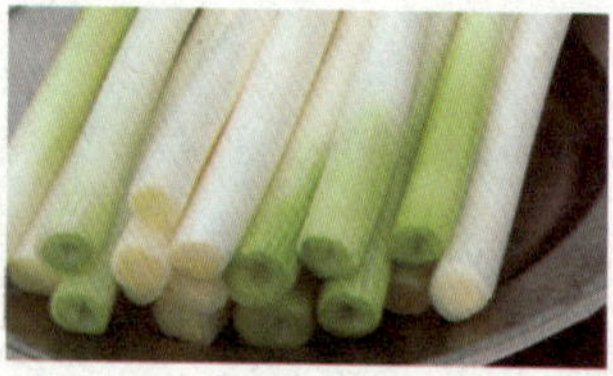

的肝血。此药方既能疏肝解郁，又能活血通络，保证肝气运行通畅。

注意事项：本方适用于肝气郁结、气血不畅的病症，服药期间应避免情绪波动，保持心情舒畅。

麻子仁丸

麻子仁丸主要用于治疗脾虚证。病人往往脉象虚浮而涩，胃气强盛，小便频繁，由于胃热而出现便秘、脾脏功能受限的症状，可用麻子仁丸治疗。

药物组成：麻子仁二升，芍药半斤，枳实一斤，大黄一斤，厚朴一尺，杏仁一升。

用法用量：将上述药物研成细末，炼蜜为丸，如梧桐子大，每次服十丸，每日

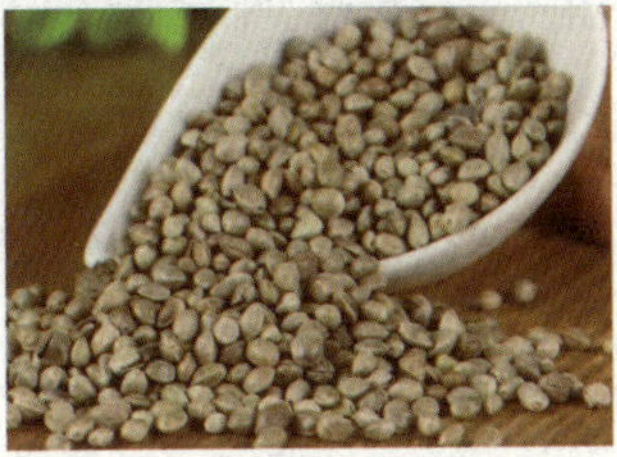

三次。

主要功效：脾虚证的病因是胃热肠燥。此药方中麻子仁具有疏通胃气、润肠通便的功效，芍药能够养血敛阴。对于胃气较强的患者来讲，大黄、枳实、厚朴能够抑制胃气，大黄清热泻火。麻仁、芍药、蜂蜜能够补益脾脏，对于脾阴虚弱的患者十分有效。此方既能润肠通便，又能清热泻火，适用于大便干硬、脾脏功能受限的病症。

注意事项：脾胃虚寒者需要谨慎使用此药方，服药

期间需多饮水，保持饮食清淡，忌辛辣刺激食物。

甘草干姜茯苓白术汤

甘草干姜茯苓白术汤主要用于治疗肾病。肾病患者通常感到身体沉重，腰部寒冷。此症状从外形看与水肿一致，但口不渴，小便正常，食欲也不受影响。此病多由劳累出汗后长期受寒湿侵袭所致。

药物组成： 甘草和白术各二两，茯苓和干姜各四两。

用法用量： 将上述药物加水五升，煮取三升，分三次温服后，腰部便会稍稍发热。

主要功效： 药方中的甘草起到调和诸药的作用；茯苓能够使腰膝部变暖，引导水湿下走；干姜、茯苓畅通阳气，驱散寒气和湿气；白术有益于脾脏，补益腰部和脐部。此方能够祛除湿邪，使脾气正常运行，阳气充足。

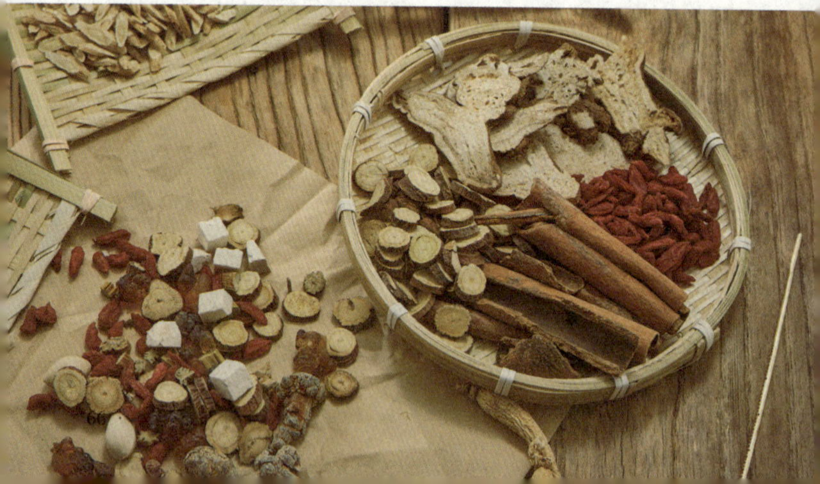

第十二章

痰饮咳嗽方

苓桂术甘汤

苓桂术甘汤主要用于治疗痰饮病。若心下有痰停滞，导致胸胁胀满、头晕目眩，可用苓桂术甘汤治疗。

药物组成：茯苓四两，桂枝三两，白术三两，甘草二两。

用法用量：将以上四味药加水六升，煎煮至三升，分三次温服，能使小便通畅。

主要功效：苓桂术甘汤主要用于治疗痰饮停滞于心下（胃脘部）引起的各种症状。茯苓健脾利湿；桂枝畅通心胸阳气；以炙甘草为辅助，振奋心中阳气，补益脾脏；白术健脾燥湿，化利下气。

注意事项：体质虚弱者可适当减少桂枝用量，剂量需根据病情调整。本方适用

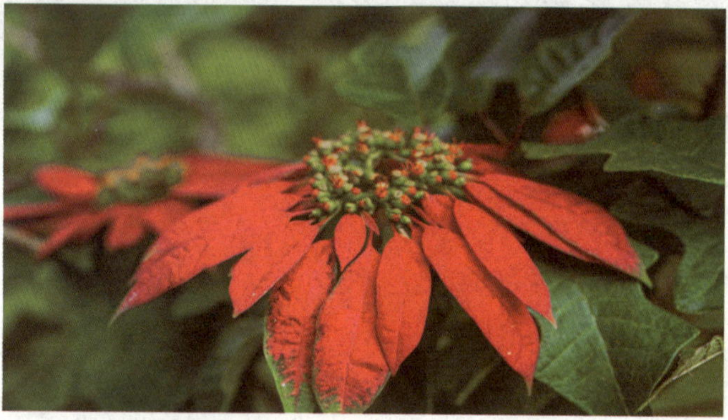

于痰饮内停、脾胃虚弱的病症，有热象或阴虚火旺者慎用。服药期间应忌生冷、油腻食物，保持饮食清淡。

十枣汤

十枣汤主要用于治疗悬饮病。如果患者微微出汗，症状发作规律，伴随着头痛、干呕、气短，汗出但不恶寒，说明里证未解，可用十枣汤治疗。

药物组成：芫花（熬）、甘遂、大戟各等分。

用法用量：将芫花、甘遂、大戟研成细末过筛，先煮大个头的大枣十枚，从中取九合。过滤掉药渣，向药汤中加入研磨好的药末。体质强壮者每日一钱匕，体弱者隔日一次，每次半钱。以腹泻为衡量标准，腹泻即可停药服粥，自己在家休养。

主要功效：十枣汤主要功效在于治疗里实未和的病症。芫花、甘遂、大戟都有促进排泄的功效，能迅速攻逐体内水饮；大枣补脾和中，缓解泻下药的毒性，保护脾胃。此药调和安中，既能攻逐水饮，又能保护正气。

注意事项：服药后可能会出现轻度腹泻症状，说明此药药效已发挥；若腹泻过度或出现严重不适，应立即停药，体质虚弱者应减少用量或隔日服用。

大青龙汤

大青龙汤主要用于治疗外感风寒、内有郁热的症状。患者往往脉象浮紧，发热恶寒，全身疼痛，无汗且烦躁不安。

药物组成：麻黄六两去节，桂枝二两去皮，炙甘草二两，杏仁四十枚（去掉皮尖），生姜三两切成片，大枣十二枚掰开，石膏如鸡子大小（碾碎）。

用法用量：加水九升，先煮麻黄，煮至减去二升后，去浮沫，再加入其余药物，煎煮至三升，去药渣，温服一升。患者应出微汗，若汗出过多，可用温粉扑身止汗。

主要功效：大青龙汤中采用了驱散风寒，清除郁热的各类药材。麻黄、桂枝促进人体发汗，驱散外寒；杏仁宣肺平喘，助麻黄解表；甘

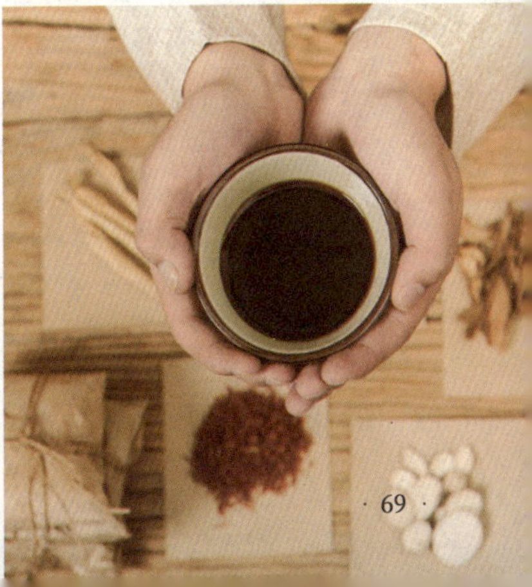

草调和诸药；石膏具有清热功效，能够解除心中烦闷，缓解内热，适用于外寒内热、无汗烦躁的病症。

注意事项：本方中麻黄用量较大，体质虚弱者应减少用量，避免过度发汗导致虚脱。若患者有汗出、脉微弱等表虚症状，不建议使用此药方。

小青龙汤

小青龙汤主要用于治疗溢饮病。患者伤寒表证未解，往往发热、咳嗽，或伴有口渴、腹泻、咽喉不适、气喘等症状。也可以用大青龙汤主治。

药物组成：麻黄三两去节，芍药三两，细辛三两，干姜三两，炙甘草三两，桂枝三两去皮，五味子半升，半夏半

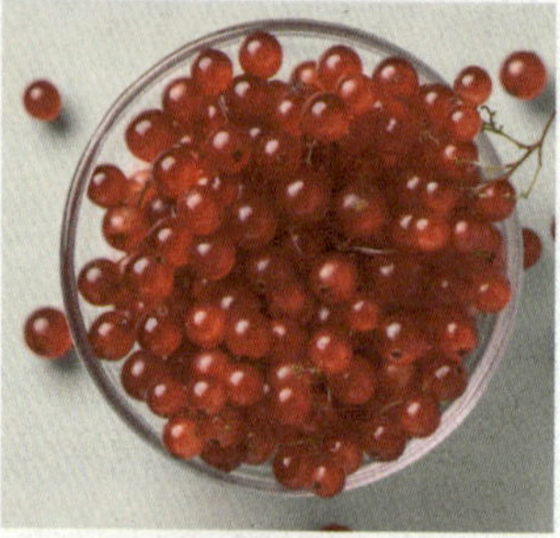

升（需要清洗干净）。

用法用量：加水一斗，先煮麻黄，煮至减到二升，去浮沫，再加入其余药物，煎煮至三升，去药渣，温服一升。若症状未缓解，可继续服用。

主要功效：小青龙汤主要用于治疗外感风寒。麻黄、桂枝能帮助人体发汗；干姜、细辛具有滋润肺部、驱散寒气、止咳的功效；半夏能够化痰祛湿，进而止呕；芍药、五味子敛肺止咳，抑制干姜和细辛的辛味，温肺化饮，适用于外寒内饮、咳

嗽气喘的病症。

注意事项：本方中麻黄、细辛等辛温药物用量较大，体质虚弱者应减少用量，避免过度发汗导致虚脱。其注意事项与大青龙汤相同。

木防己汤

木防己汤主要用于治疗膈间支饮。患者通常出现气喘、胸满的症状，或是面色暗黑，脉象沉紧，病程长达数十日。若经过吐法、下法治疗无效，可用木防己汤治疗。

药物组成：木防己三两，鸡子般大的石膏十二枚，桂枝二两，人参四两。

用法用量：将上述药物加水六升，煮取二升，分两次温服。

主要功效：此药中的木防己能够消除水肿，清除体内湿热；石膏不仅能够缓解内热，还能够安定心中烦躁；桂枝温阳化气，助木防己利水；人参益气扶正，能够增强患者免疫力，适用于水饮内停、气喘胸满、心下痞硬的病症。

注意事项：服药期间应

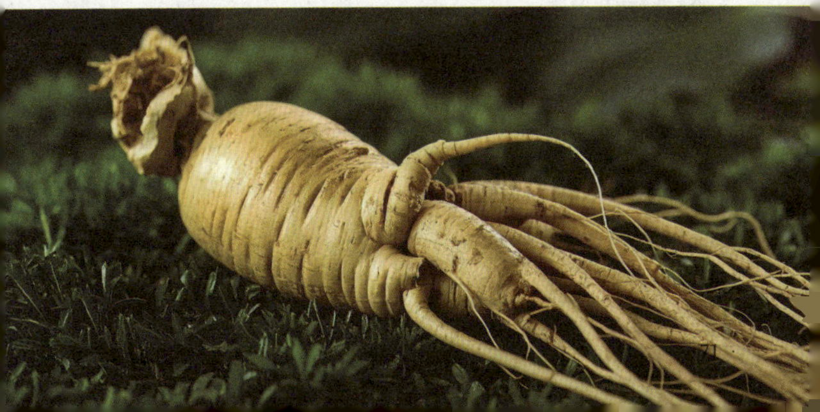

忌生冷、油腻及辛辣刺激性食物，以免加重气滞。本方适用于水饮停滞、胸满气滞的病症，服药时需要注意饮水，补充身体水分。

厚朴大黄汤

厚朴大黄汤主要用于治疗支饮病。水饮停滞于患者胸膈之间，导致胸满不适，可用厚朴大黄汤治疗。

药物组成：厚朴一尺，大黄六两，枳实四枚。

用法用量：将以上三味药加水五升，煎煮至二升，去渣后分两次温服。

主要功效：此药方既能行气除满，又能泻热通便，适用于水饮停滞、胸满气滞、大便不通的病症。厚朴宽胸利膈，促进行气；大黄促进通便，能够排出体内热气，清除积滞；枳实促进行气流转，疏通滞涩，协助厚朴、大黄增强通便效果。

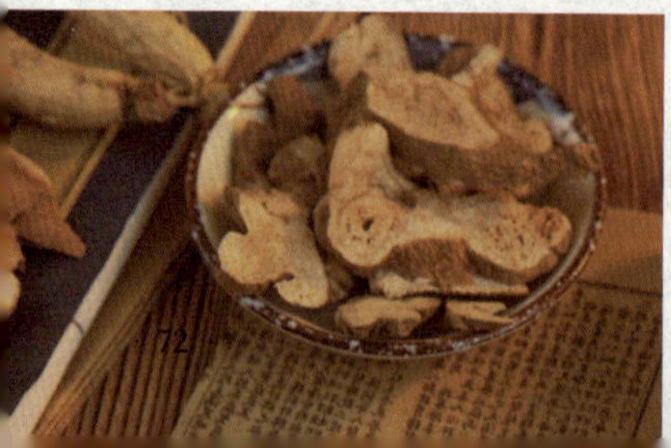

注意事项：若患者有表证未解，例如出现发热、恶寒等症状，不适合此药方。服药期间，建议饮食清淡，多食用易消化的食物，以便更好地发挥药效。原方大黄用量偏多，应酌量减少。

小半夏汤

小半夏汤主要用于治疗痰饮呕吐的症状。患者原本经常呕吐因此会感到口渴，口渴表明病情即将缓解；如果患者不渴，说明心下有水饮停滞，可用小半夏汤治疗。

药物组成：半夏一升，生姜半斤。

用法用量：将半夏和生姜加水七升，煎煮至一升半，分两次温服。

主要功效：半夏能够散结燥湿，强健脾胃；生姜味辛性温，能够缓解病人的呕吐症状，驱散体内寒气。两药合用，既能安胃止呕、开发上中阳气，又能祛除寒痰、化饮散结。

注意事项：如果患者有热象，例如出现发热、口渴、咽干、舌红苔黄等症状，不宜使用此药方。如果服药后出现口干、咽痛等症状，需要立刻停药并就医。

桂苓五味甘草汤

此药针对服用小青龙汤后出现口舌干燥、多痰唾、手脚发冷、气逆的症状。桂苓五味甘草汤主要用于治疗痰饮咳嗽、气上冲胸的症状。

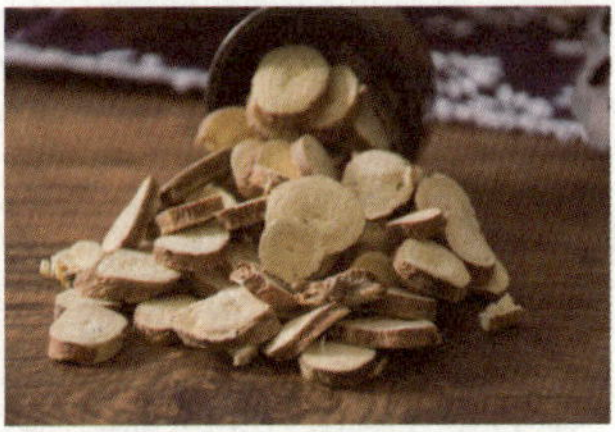

药物组成：茯苓四两，去皮桂枝四两，炙甘草三两，五味子半升。

用法用量：加水八升，煮取三升，去渣后温服一升，每日服用三次。

主要功效：此药方重用桂枝，使体内阳气通行，再用炙甘草中和其药性，达到缓冲效果。桂枝和甘草互相搭配，能够振奋阳气，从而平息从下而上的冲气。茯苓有益于脾胃，从而促使邪气从小便排泄出体外；五味子能够收敛体内虚浮的阳气。在现代医学中，此方能够治疗慢性支气管炎、心脏病、口干等症状。

注意事项： 服用此药方需要忌食海藻、菘菜、生葱等食物，此类食物容易诱使病症复发。

桂苓五味甘草去桂加姜辛夏汤

桂苓五味甘草去桂加姜辛夏汤主要用于治疗痰饮咳嗽、气上冲胸、胸满的症状。患者复渴、已无咳嗽和胸闷，即为气冲，若是患支饮病，表征为头晕目眩，并且伴随着强烈呕吐。

药物组成： 茯苓四两，甘草、细辛、干姜各二两，五味子半升，半夏半升。

用法用量： 将上述药物放入砂锅，加八升水，煮取其中三升，去渣后温服，每日三次，每次半升。

主要功效： 此方具有化饮降逆、止咳平喘的功效，其中的茯苓化饮降逆；五味子帮助止咳平喘；干姜、细辛性温阳，能够驱散体内寒气；半夏能够祛除胃中积水，从而缓解呕吐症状和气逆。

注意事项： 患者症状复杂，需要分别治疗支饮和冲气之症；注意药方中细辛、干姜剂量不宜过重，否则会导致心肾阳虚。